JN001345

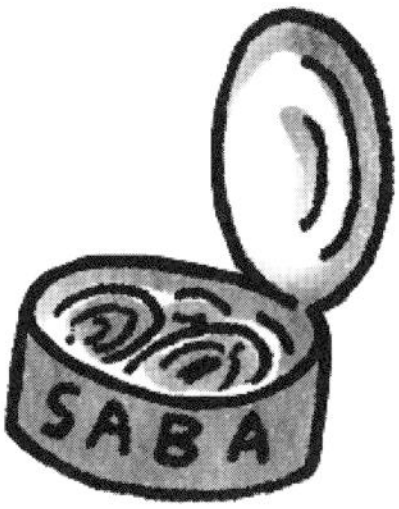

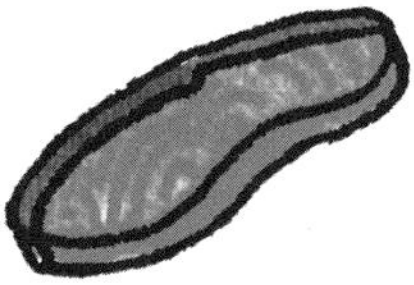

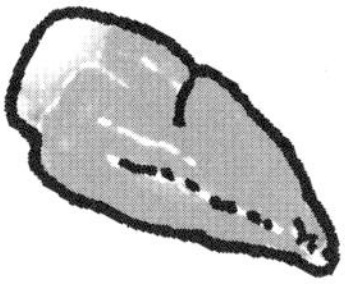

医師が考える

楽しく人生を送るための簡単料理

鎌田式 健康手抜きごはん

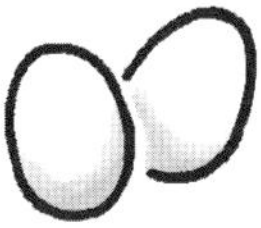

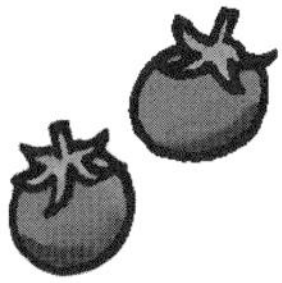

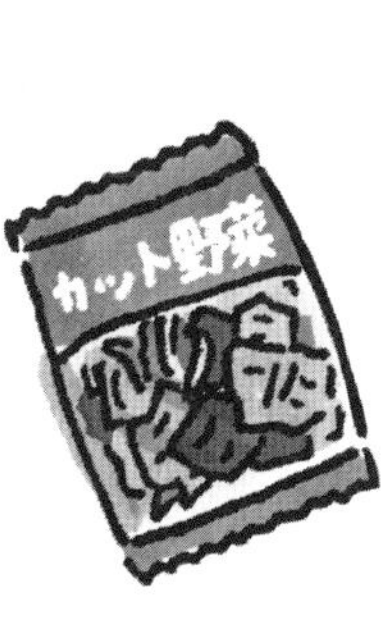

鎌田 實

目次

この本で紹介している料理

はじめに
人生100年時代の料理は〝上手に手抜き〟がキーワード

僕は、今、72歳。

30代で長野県茅野《ちの》市の諏訪《すわ》中央病院の院長となって以来、一貫して地域の「食生活」に注目し、不健康だった食事の改善を、食生活改善委員の女性陣とともに、医師として主導してきた。その甲斐《かい》あって、長野県はいまや都道府県別平均寿命ランキングでトップの常連となり、「長寿県」と呼ばれるほどになった。

また、２０１１年に東日本を襲った大震災の直後から、福島県南相馬市への定期的な訪問を始めた。被災地で生活する人たちが健康でいられるように「健康長寿ごはん」を管理栄養士チームとともに開発し、提供を続けている。さらにここ数年は、佐賀県の「がんばらない健康長寿実践塾」で高齢者の健康増進のための活動を行っている。

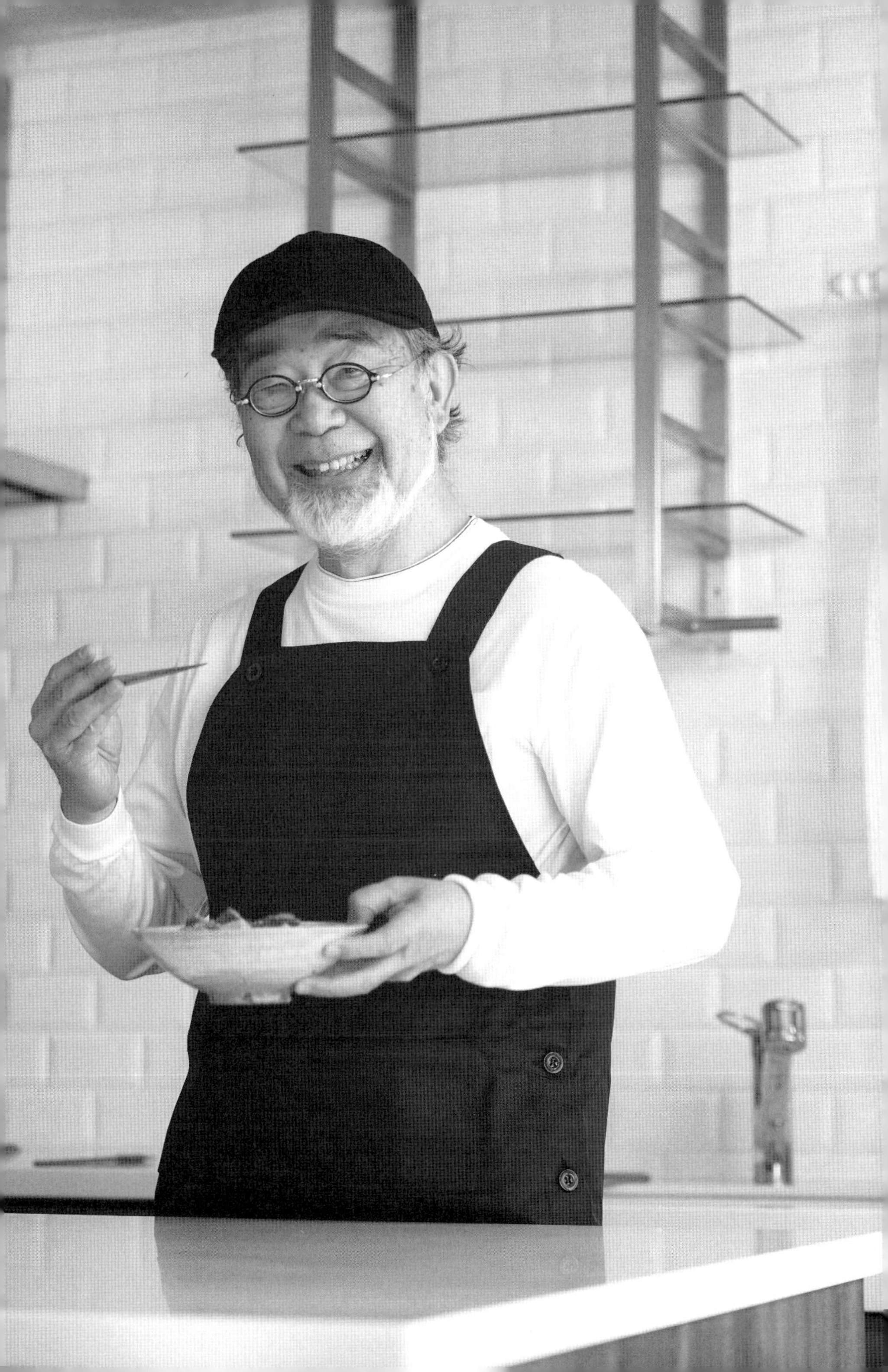

塾生に対して、健康長寿でいるための食生活や運動に関してアドバイスをし、みんなに実践してもらう。その効果を継続的にデータとして収集している。

2年前、『70歳、医師の僕がたどり着いた　鎌田式「スクワット」と「かかと落とし」』（集英社）を上梓《じょうし》した。簡単な運動を毎日行うことの大切さを伝えたところ、たくさんの人に読んでもらった。第二弾として、毎日の食事について書きたいと思った。

長年にわたる様々な活動とその成果を通じて、日々実感しているのは「健康長寿には、毎日の食事が何よりも大切だ！」ということ。正しい食生活というのは、「健康を維持するために必要な栄養が足りている」という、ただそれだけのこと。かつ、年齢や状況によって食事に求められるものが変化していくということも大事なポイントだ。

僕自身の食生活を振り返っても、子どもたちが独立して夫婦ふたりになってからは、食事の意味合いが変わってきた。育ち盛りの子どもたちがいるときは、とにかくしっかりとお腹《なか》いっぱい食べさせることをいちばんに考えていた。ところが夫婦ふたりだけになると、まず「量」が減り、味の好みも使う食材も変わった。「その時々でふさわしい食生活がある」。そのことを、自らの体験を通して発見した。

たとえば中年の人なら、メタボ対策として野菜の摂取を増やし、炭水化物を少し抑える。高齢者世代は筋肉の維持がとても大切なので「たんぱく質」を積極的に摂取することが欠かせない。世代にかかわらず、「野菜」と「たんぱく質」は、元気で毎日過ごすためのキーワードだ。それに加えて、適度な運動を。現在の食事や運動習慣などの生活状況が、5年後、10年後の健康状態、つまりは「生き方」の質を大きく左右する。

健康管理の「真ん中」にあるのは、やはり毎日の食事である。

大事なのは、毎日「ちゃんと食べる」ということ。手間をかけなくて大丈夫、手抜きでもかまわない。簡単で同じような献立が続いても問題ない。とにかく、必要な栄養が過不足なく摂《と》れる「おいしい」食事を、おっくうがらずに毎日食べる——それが僕たちの健康を、ひいては将来の楽しい毎日を守ってくれる。今日食べたものが、明日の体をつくる。「元気で長生きできる体」は毎日の食事の賜物《たまもの》だ。

コロナ禍の中でも、元気に〝楽しく〟長生きするために

昨年（２０２０年）は年明けから、誰にとっても大変な一年だった。

新型コロナウイルスという未知のウイルスが出現したかと思うとあっという間に世界中に感染が拡大し、多くの感染者、そして残念ながら多くの死者を出すことになってしまった。この新型コロナウイルス感染症（ＣＯＶＩＤ‐19）によって、誰もがこれまでの生活様式が一変してしまうという驚くべき事態に直面し、今もまだ日常生活の混乱状態は続いている。

このような状況の中で、「元気に楽しく過ごす」ためにはどうすればいいのか？　高齢者はコロナによる重症化のリスクが特に高いと言われている。日々、心配や不安な気持ちと戦っているのではないだろうか。

まず、外出のリスクが高まった。

フレイルの3要素は互いに作用する

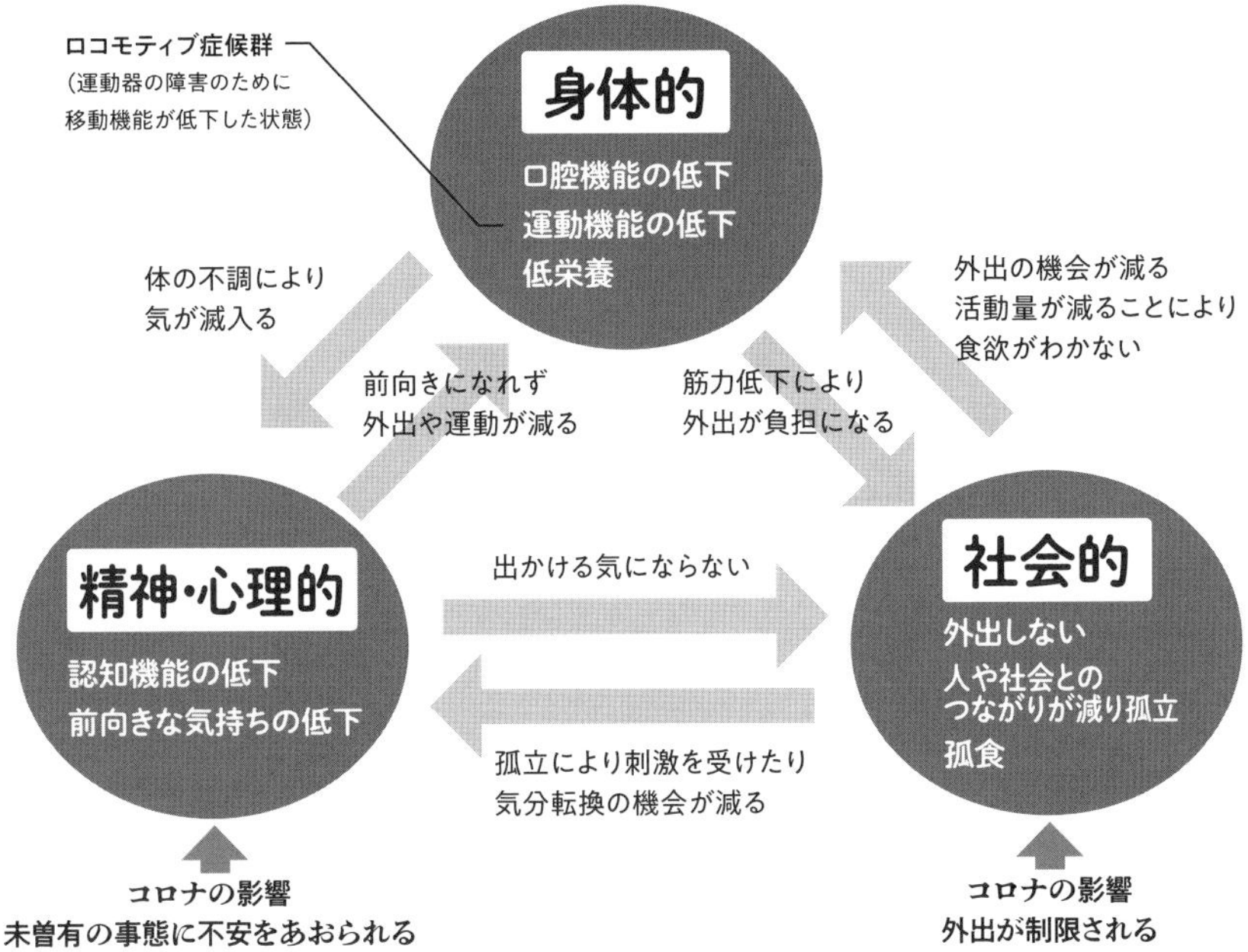

毎日気軽に買い物に出かけたり、友達と外食を楽しんだり、あるいは少し体に不調を感じたときにはすぐに近所の病院を訪れたり、といった日常的な当たり前の行動が、以前と同じようにはできなくなってしまった。

実際、医療現場にいる人間として、一割くらいは外来患者さんが減っているように感じる。また、不要不急と思われているのか、歯科の受診者数も減っているとも聞いた。「受診すべきときに受診しなかった（できなかった）」影響が数年後に出てくるのではないかと心配している。

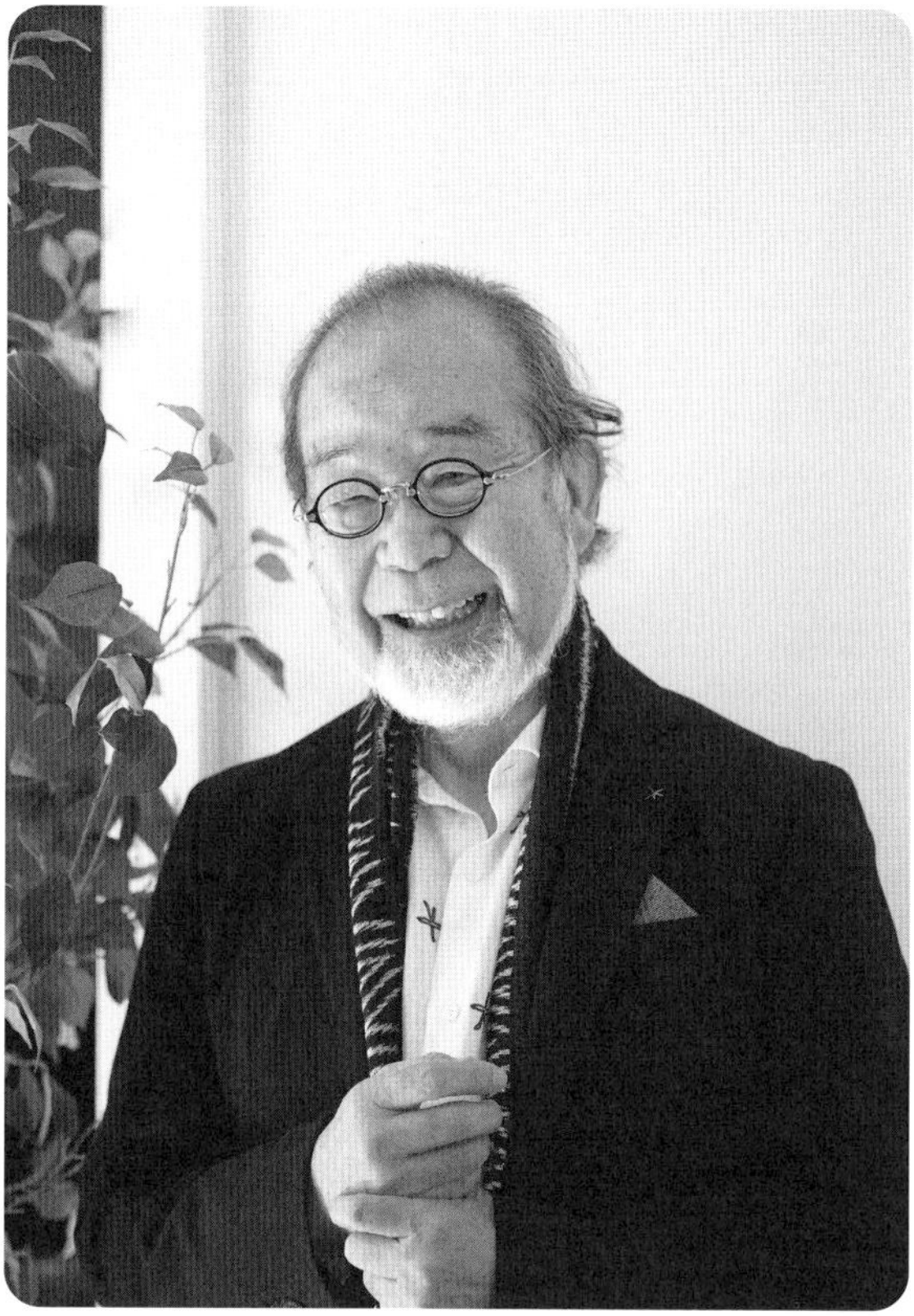

また、長引く自粛生活によって高齢者の健康への影響が三つあると考えている。

一つ目は、フレイル（虚弱）が進むのではないかということ。以前は介護の必要なく自立して生活できていたのに、「何かにつかまらないと立ち上がれなくなった」と訴える高齢者がもうすでに現れ始めている。日常的な行動が制限されることによって活動量が減ってしまったことが、その原因の一つだろう。

二つ目は、認知機能の低下という心配。人間は、社会や他者とのつながりが薄れると認知症になりやすくなる。感染を恐れるあまり「ソーシャルディスタンス（社会的距離）」をとり過ぎてしまって、社会参加が抑制されている。コロナ対策として大事なのは「フィジカルディスタンス（物理的距離）」をとることであって、社会的なつながりまで否定する必要はないのだが、未知のウィルスへの恐怖心から社会生活をあきらめて家にこもってしまう人が増えていることが、とても気になっている。

三つ目は、「コロナうつ」と呼ばれるものだ。社会や環境が変化し不安が続く中、なんとなく気分が盛り上がらない、楽しくない、やる気が出ない……という「鬱々《うつうつ》」とした状態が続いているということはないだろうか。心の不調は体にも大きく影響する。

コロナとの戦いはまだまだ続く。長期戦を覚悟したほうがいいだろう。

だけど、そんな中でも僕たち一人ひとりが自分自身のためにできることがある。それは、毎日ちゃんと食べるということ。食べることで、自分の体を健康に保つということ。そして、それは、面倒なことではなくて、実はとても簡単に実行できるのだ！

考えようによっては、コロナ禍の今は高齢者だけでなく働き盛りの世代にとっても、食生活を見直して「立て直す」グッドタイミングになるのではないだろうか。在宅勤務が増えたおかげで、一日三食を自宅で摂る人も多い。外食が多かった人たちが自宅で「料理」に向き合う機会は、今後、確実に増えていくだろう。

料理は、がんばらなくていい

僕がずっと伝え続けているのは「がんばらない」健康法。その中心となるのが、どんな人も、どんな状況の中でもすぐに始められるシンプルで簡単な食生活だ。

「しっかり食べないと、体力が落ちちゃうよ」

家族や友人知人からそんなふうに言われて、あるいはテレビや新聞などでそういう文章を目にして、プレッシャーに感じておられる高齢者がとても多いようだ。

「そう言われても、最近は以前ほどの食欲はないし……」

「包丁とまな板を出すのも、何だか面倒くさくて……」

そんなホンネが聞こえてくる。

大丈夫、そう感じるのは当たり前のこと。日常的ないろんな作業がおっくうになるのは、年をとったら当然のこと。料理をする人にだって「定年」があるのは当然だ。それを迎える年齢に早い・遅いはあるかもしれないが、いずれはみんな「もう面倒な料理はしたくない！」と思うときがやってくる。それはとても自然なことなんだから、シニアの食生活はこれまでと変わっていい。若い頃と同じように続けようとがんばる必要はない。

この本では、健康に長生きできる「簡単」で、もちろん「栄養たっぷり」かつ「おいしい」メニューをたくさん紹介している。これまで自分で料理をしたことがないという男性はもちろん、長年ずっと主婦として台所に立ち続けてきた女性にも、〝上手に手抜き〟のアイデアとしてぜひ活用していただきたい。もちろん、短い時間でパッと作れる手抜きレシピは、忙しく働く世代にとっても、あるいは自炊をしている若い人たちにもおおいに役立つはずだ。進学や就職でひとり暮らしを始める人も参考にしてほしい。若いときから〝健康ごはん〟を意識することは大切だ。

スーパーやコンビニエンスストアには、「個食（1人ごはん）」時代に合わせてお弁当やインスタント食品だけでなく、お手軽料理の需要に対応したカット野菜や冷凍食材、一度で使い切れる少量の肉や魚のパックや豆腐なども並んでいる。それらを利用すれば、手間いらずで1〜2人分のおいしい、かつ「自分好み」の料理ができる。

新しい料理に挑戦すると心に張りがでて、明日が楽しみになる。体にいい食材を自分なりに意識して摂るうちに免疫力が高まり、コロナうつにも強い心と体をつくってくれる。1年くらいかけて全メニューにトライしているうちに、認知機能もアップすると信じている。

いくつになっても、元気に人生を楽しもう。旅をしたり、美術展や芝居を観《み》に行ったり、ときにはおしゃれをしてレストランに出かけたり、会いたい人に会ったりしよう。そのためには、健康な体とともに、自由な時間と気持ちの余裕が必要だ。〝上手な手抜き〟がそれを可能にしてくれる。

手抜きで、おいしい。
手抜きだから、料理が楽しい。
おいしいから、毎日の食事が楽しい。
食事を楽しんでいるうちに、健康な体がつくられていく。
「手抜きごはん」で、〝元気に長生き〟人生を楽しもう！

鎌田式
健康手抜きごはん
3つのポイント

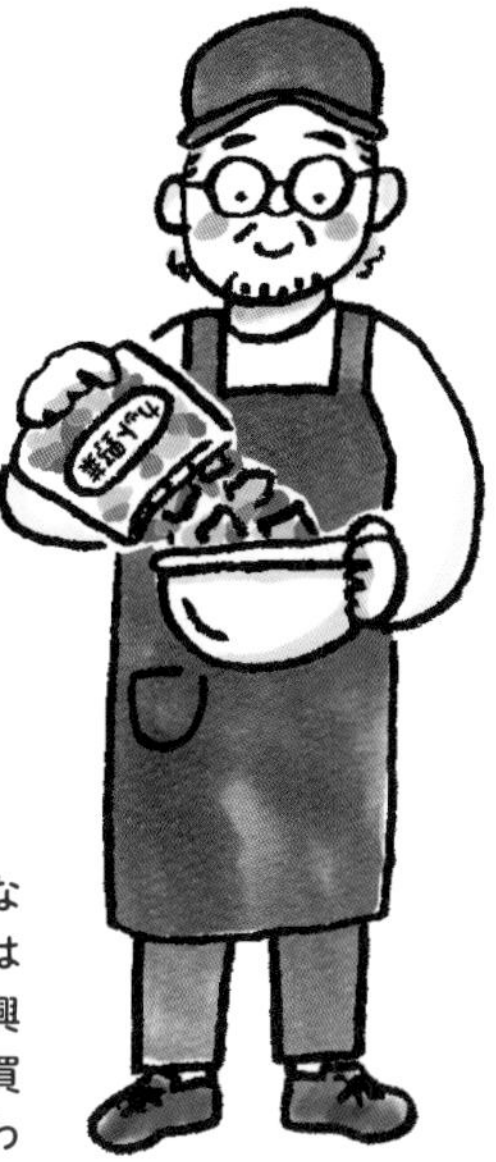

1 料理は人生を楽しむための最良手段

体と心は密接につながっていて、双方に食が大きな影響を及ぼします。元気な体と心を保つためには、食がとても大切。何をどう食べるかを考えて、毎食ではなくても自分で料理をするようになると、体に対する意識が高くなり、運動にも興味がわいて、心も前向きになり……と好循環が生まれます。料理は、材料を買いそろえたり、使いまわしができるようメニューを考えたり、自分の好みに合わせてアレンジしたり、と頭の体操になる要素がたくさんあります。今までほとんどしてこなかった初心者も、ぜひ始めてみましょう。

2 手抜き＝現代の知恵です。罪悪感を持つ必要はなし

料理は日々を元気に過ごすために大切な手段だけれど、負担を感じるほどがんばる必要はありません。1日の時間は限られています。料理に長い時間がかかり（時間もあって楽しめている人はもちろん問題なし）、他にやりたいことを我慢するくらいなら、便利なカット野菜、冷凍食品などをどんどん活用して、簡単・時短料理でいいではないですか。長年家族の健康を支えてこられたベテラン主婦の中には「手抜き」という言葉に抵抗を持つ方もいるようですが、今の状況に合わせてギアチェンジをし、好きなことをする時間にあててください。

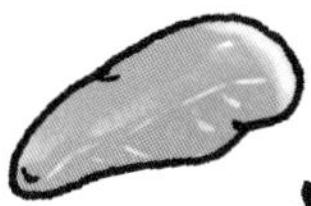

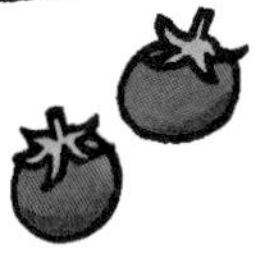

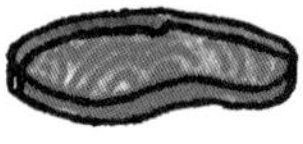

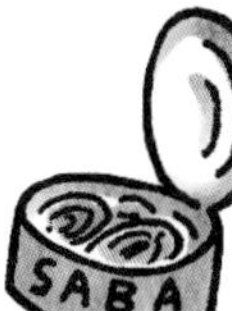

3 野菜とたんぱく質。まずはこの2つをたっぷり摂る

自分で料理をするときは、体にいい食材を選んでほしいから、この本では、僕がおすすめする食材を使ったレシピを料理家の方に考えてもらいました。メディアでも、栄養価の高い食材の情報はたくさんでていますし、詳しい読者もいるでしょう。ただ、「あれもこれも摂らなきゃ」と情報に追われなくてもいいのです。日本人全般に不足しがちな「野菜」と「たんぱく質」。この2つを心にとめて、食事に取り入れるようにしてください。野菜は1日350グラムを目安に、たんぱく質は朝昼晩とこまめに摂ることを心がけましょう。

第1章

包丁・まな板いらず　カット野菜とパックの肉・魚で
おいしい手抜きおかず10

最近、スーパーやコンビニに行くと、切らずにそのまま使えるカット野菜や1人分の肉や魚のパックが目につく。

「個食の時代」と言われる今、ひとり暮らしが増えて、少量で便利な食材のニーズが高まっている。野菜は生をカットしたもの、冷凍や乾燥させたものなど、種類が増えている。

そこで、料理家の金子文恵さんに、「切らないで作れるおいしいおかず」「栄養たっぷりで、ごはんが進む味」を条件に、メインのおかずとなるレシピを考えてもらった。

僕自身、それほど料理が得意とは言えないけれど、素材を切らずにそのまま料理できるのであれば、がぜん、やる気がわいてくる。洗いものも少ないし、

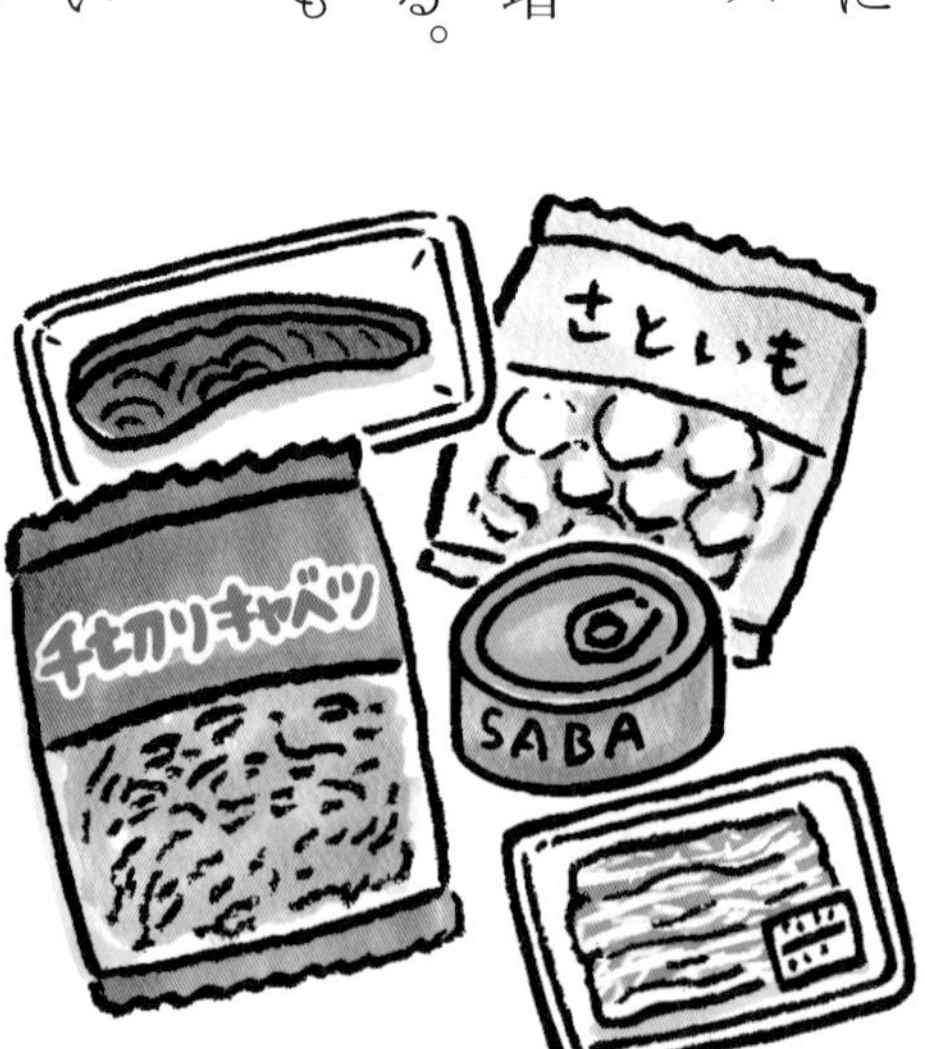

時間もかからない。今まできちんと料理をしてきた人たちにも、毎日のおかずづくりを少し負担に感じ始めている人たちにも、強くおすすめしたい。

おいしい手抜きおかずで、元気な体をキープし、手抜きして浮いた時間を趣味など好きなことにあてる。前向きな気持ちで、また次の日も料理を楽しむ。日々、ストレスにならない良いサイクルで生活がまわっていくことが、何より大切だと考えている。

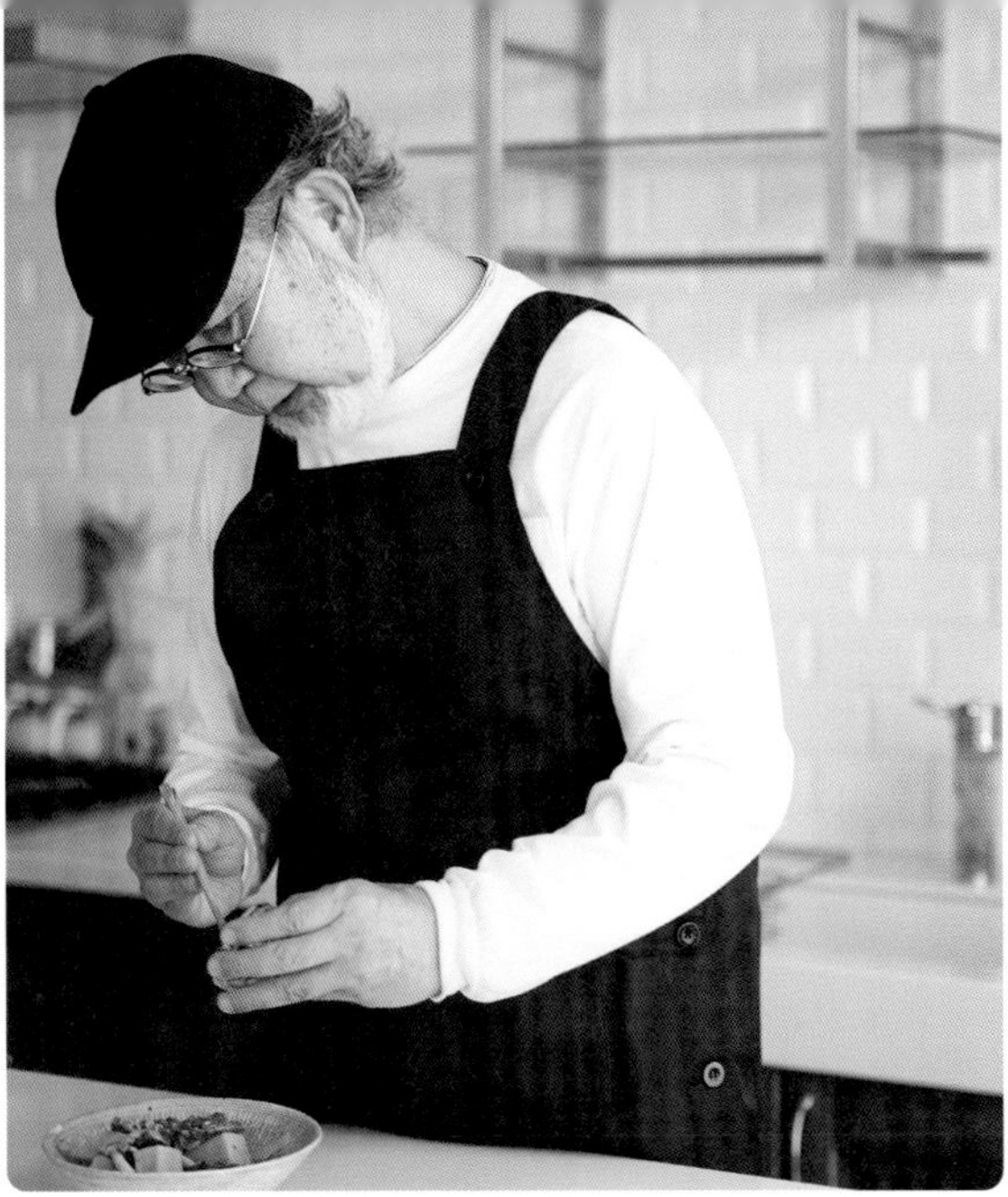

レシピ担当　金子文恵さんより
「電子レンジ調理のポイント」

1人分を手軽に作る料理では、電子レンジが活躍します。加熱時にラップをかける場合とかけない場合があります。

ラップをかけるのは、蒸しものや煮もののとき、かけないのは、炒めものや焼きもののように仕上げたいときで、水分を飛ばしたいからです。

加熱時に使用する耐熱容器ですが、手持ちの食器を使用する場合は、飾りに金属が使用されておらずヒビや傷がないものを選びましょう。食器で加熱すれば、できあがりをそのまま食卓へ。洗いものが少なくてすみます（オーブントースターで加熱する場合は、オーブン用の耐熱容器をおすすめします）。

電子レンジ調理では、食材をきちんと計量することが大切です。生煮えをふせぎ、ほどよい火の通り加減にするためです。あとから味を調節できないので、調味料も計ります。大さじと小さじ、キッチン計りはそろえると便利ですね。

肉豆腐

牛肉大和煮缶を煮汁まで活用。高野豆腐に吸わせると、ちょうどいい味に。ごはんに合うメインのおかずにも、お酒のおつまみにもいいです。

高野豆腐は豆腐を凍結・乾燥させた食品なので、大豆イソフラボン、カルシウム、鉄などが高濃度に含まれ、食物繊維もたっぷり。免疫力を高めてくれます。電子レンジで手軽に調理できる小サイズは使いやすいので、自分流にアレンジして使えるといいですね。

354kcal（1人分）	
たんぱく質	40.5g
脂　質	12.8g
塩　分	3.0g

材料（1人分）

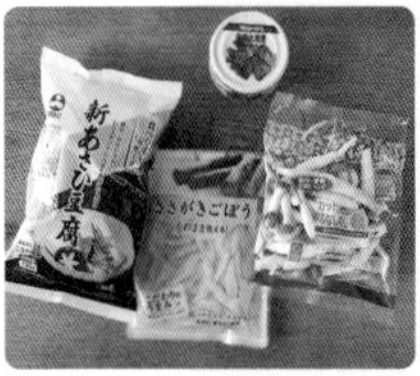

- 牛肉大和煮缶 …… 1缶(155g)
- 高野豆腐 …… (1/6サイズ) 6個
- カットしめじ …… 20g
- カットごぼう …… 20g
- カット小ねぎ …… 少々

調味料

A
- おろししょうが(チューブ) … 1cm
- カット長ねぎ …… 大さじ1
- 水 …… 大さじ2

作り方

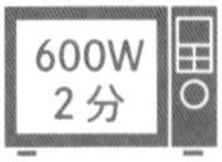

① 牛肉大和煮缶の肉と高野豆腐、カットしめじ、カットごぼうを耐熱容器に入れる。

② 缶に残った煮汁にAを加えて混ぜ、①にまわしかける。ラップをふんわりとかけて電子レンジ（600w）で2分加熱する。

③ 高野豆腐や野菜の表裏を返してすばやくもう一度ラップをして、3分ほど余熱で蒸らす。ラップをとって器に盛りつけ、小ねぎを散らす。

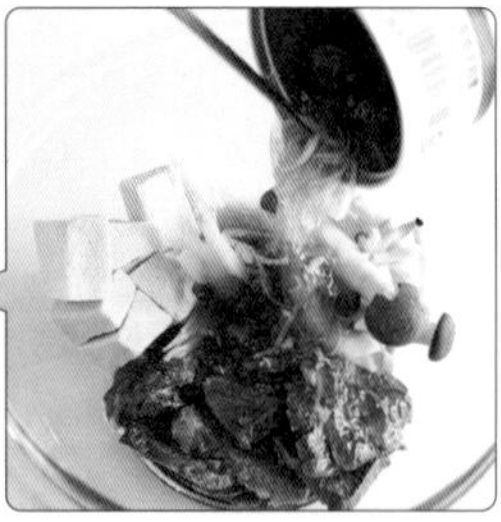

缶の汁をそのまま利用し、しょうがとねぎを加えてさっぱりとした口当たりに

※20～38ページの材料欄の写真にある食材は撮影用に購入したものです。お近くのスーパー、食料品店で手に入るものをご利用ください。

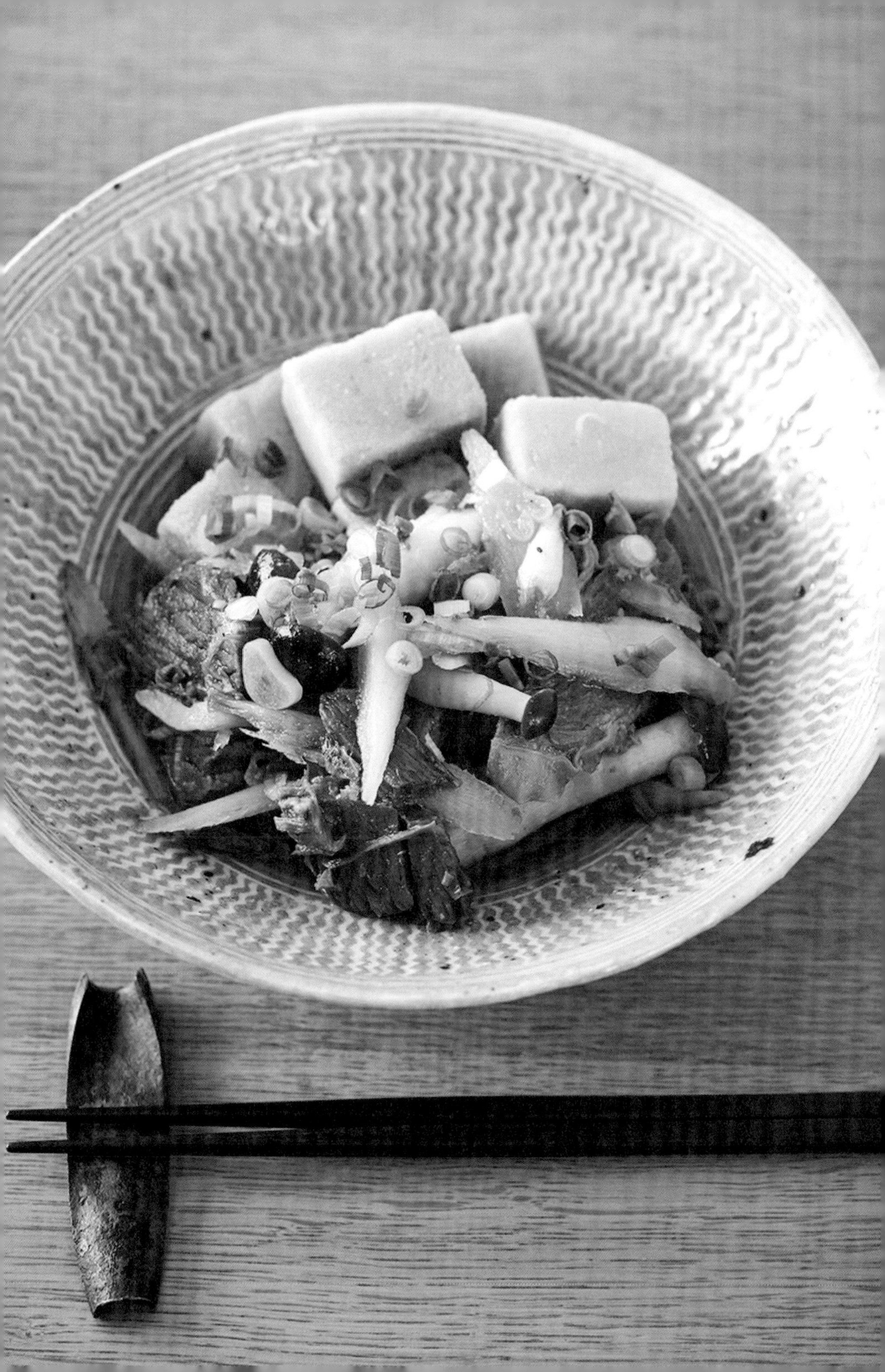

豚バラ団子と切り干し大根の煮もの

しゃぶしゃぶ用の薄い豚バラ肉なら、切らずにそのまま丸めて団子にできます。煮汁を吸った切り干し大根と、脂身がほどよいコクの団子の組み合わせが絶妙。

豚肉はビタミン B_1、B_2 が豊富に含まれ、疲労回復にいい。B_2 は脳の疲れもとってくれる。薄切り肉を丸めた団子は面白い食感で新鮮ですね。保存がきく切り干し大根は、買い物に行けないときに活用できるから、常備しておくといいですよ。

368kcal（1人分）	
たんぱく質	12.7g
脂　　質	27.8g
塩　　分	1.8g

材料（2人分）

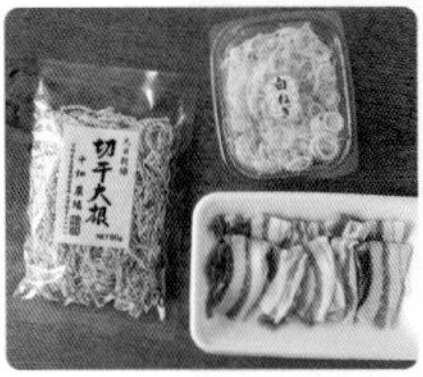

- 豚バラ肉（しゃぶしゃぶ用）… 160g
- 切り干し大根 ………… 20g
- カット小ねぎ ………… 少々

調味料

A
- すき焼きのたれ……大さじ 2
- おろししょうが（チューブ）… 2cm
- カット長ねぎ…………大さじ 2
- 水…………………………300ml

作り方

① 切り干し大根をさっと水洗いする。豚バラ肉を 6 等分してそれぞれ団子状に丸める。

② 鍋に A と切り干し大根を入れて中火で沸かし、沸騰したら豚バラ肉団子を入れる。

③ 5 分ほどしたら豚バラ肉団子をひっくり返し、弱火で 15 ～ 20 分間、煮汁が少なくなるまで煮る。器に盛りつけ、小ねぎを散らす。

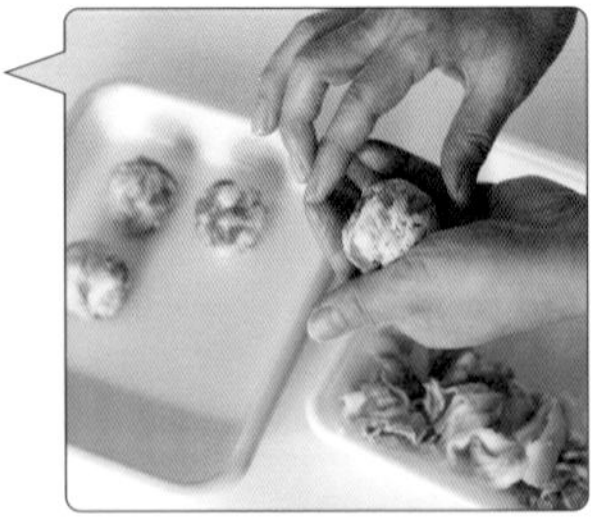

豚バラ肉はなるべく薄くスライスしてあるものが丸めやすい。ひと口大にギュッと丸める

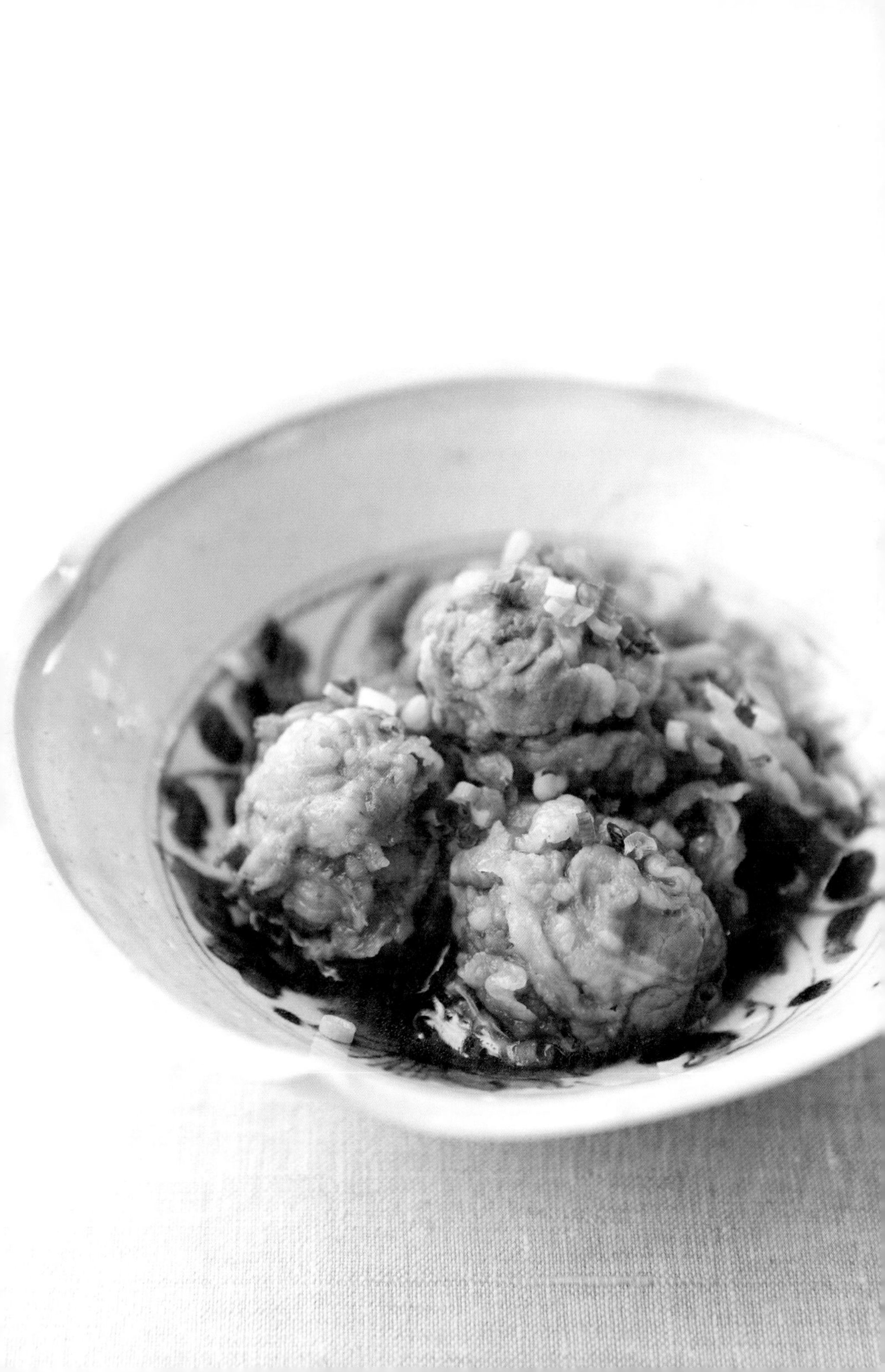

鮭のちゃんちゃん焼き

**キャベツやしめじをたっぷり使っているので、
1品でたんぱく質が摂れて野菜不足も解消！
はちみつを隠し味にしたコクのあるみそだれは鮭にもキャベツにもよく合います。**

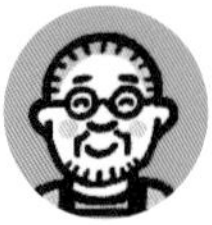

鮭やエビ、カニ、桜エビなど赤い海産物に含まれる色素、アスタキサンチンは脳に直接届く脂溶性の抗酸化物質で、活性酸素から脳を守ってくれます。魚の皮にも豊富に含まれるので、僕はこの料理では皮は野菜をくるんでみそだれをつけて食べます。

299kcal（1人分）	
たんぱく質	26.9g
脂　質	13.4g
塩　分	2.4g

材料（1人分）

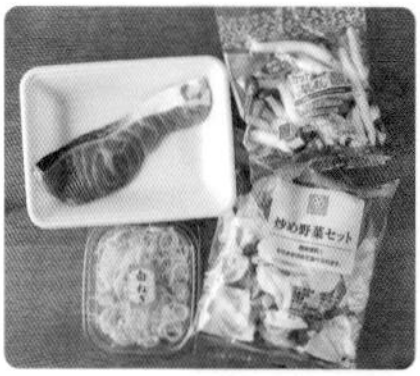

- 生鮭（サーモン）…………1切れ
- 片栗粉……………………少々
- キャベツ炒めミックス……70g
  （キャベツ、にんじん、玉ねぎ、ピーマンをカットしたもの）
- カットしめじ……………50g
- バター……………………10g

みそだれ

A
- みそ……………………大さじ1
- はちみつ…………大さじ1/2
- カット長ねぎ………大さじ1
- おろしにんにく（チューブ）…1cm

作り方

ラップなし加熱
600W 4分

① 生鮭に片栗粉を薄くまぶす。Aの材料を混ぜ合わせて、みそだれを作る。

② 耐熱の皿にキャベツ炒めミックスとカットしめじを盛り、①の生鮭をのせてみそだれをかける。最後にバターをのせて、ラップなしで電子レンジ（600w）で4分加熱する。

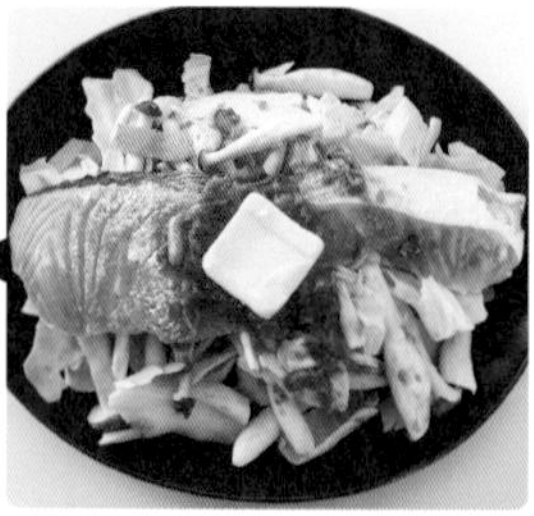

材料をすべて皿にのせて電子レンジで加熱。バターが全体にまわって、野菜もおいしく食べられる

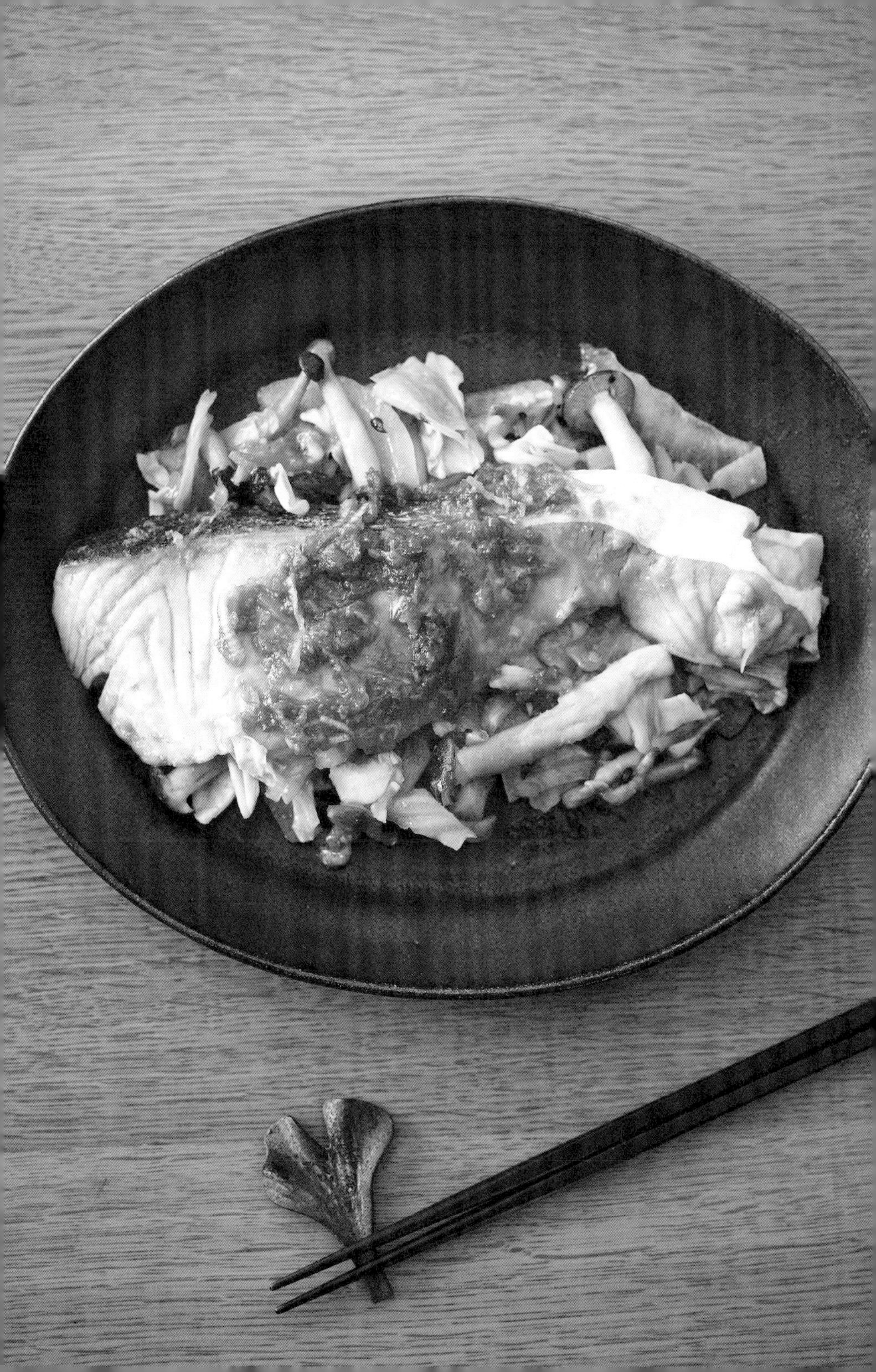

マグロのサラダ仕立て

**パックの刺身は手軽ですが、献立がワンパターンになりがちです。
口当たりのやわらかいベビーリーフととろろに、和風ドレッシングをかけて、
目先の変わった一品に。カツオの刺身を使ってもおいしいです。**

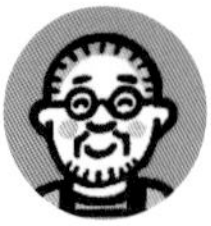

マグロは良質なたんぱく質や脂質、ビタミン類が豊富です。特に赤身は抗酸化力の強いセレンを豊富に含みます。とろろは、糖の吸収を緩やかにして血糖値の急上昇をふせぐ“ねばねば食品”のひとつ。手軽なとろろパックは、手抜き料理の秘密兵器です。

212kcal（1人分）	
たんぱく質	27.6g
脂　　質	5.5g
塩　　分	1.4g

材料（1人分）

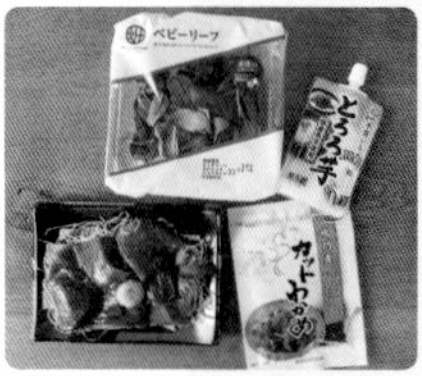

マグロの刺身…………100g
乾燥わかめ………大さじ 1/2
ベビーリーフ…………100g
とろろ（パック）……………30g

ドレッシング
A ぽん酢………………大さじ 1
A おろしにんにく（チューブ）…1cm
A えごま油…………小さじ 1

作り方

① 乾燥わかめを水で戻す。A の材料を混ぜ合わせてドレッシングを作る。

② 皿にベビーリーフを盛り、マグロの刺身と水気を切ったわかめ、とろろをのせてドレッシングをまわしかける。

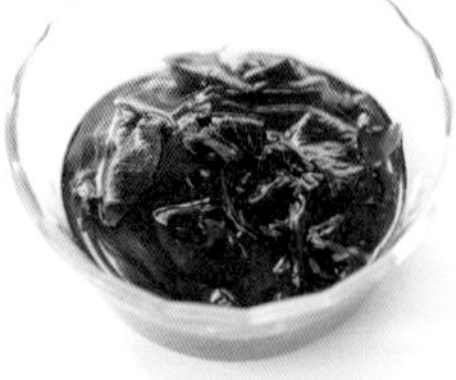

まず最初に乾燥わかめを水で戻す。戻している間にドレッシングを作る

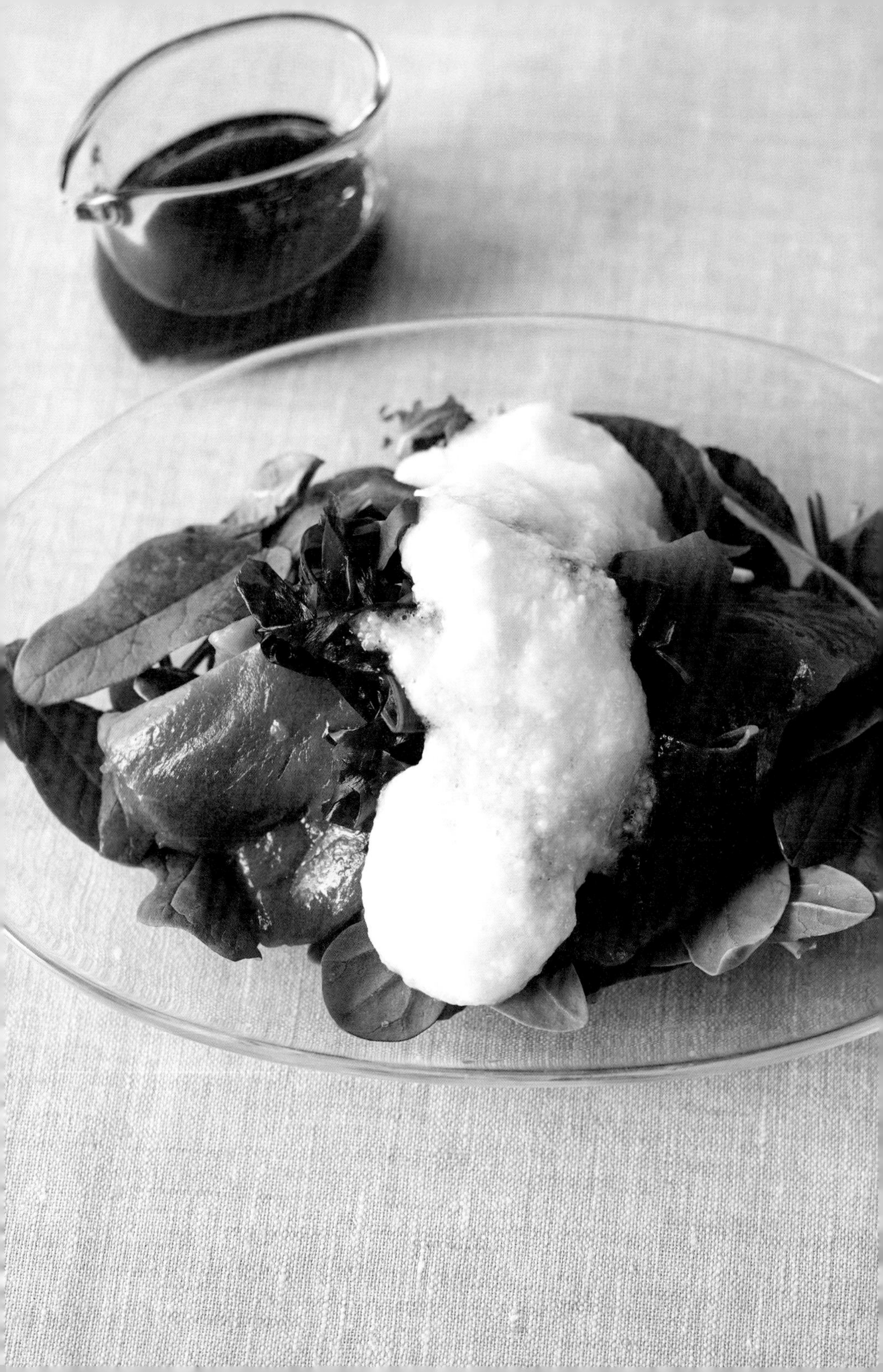

豚キムチ

豚肉とキムチを和えるときに片栗粉を加えると、肉がやわらかく仕上がり味のからみがよくなります。カットキャベツにのせて、混ぜながら食べます。

乳酸菌をたっぷり含むキムチは腸の免疫機能をよくするので、自然治癒力を高めるのにいい。キャベツは胃腸の粘膜を丈夫にする効果が期待できます。発酵食品と生野菜の組み合わせが腸活になってお腹もスッキリ。スーパースタミナ料理です。

408kcal（1人分）	
たんぱく質	14.7g
脂　質	32.5g
塩　分	2.3g

材料（1人分）

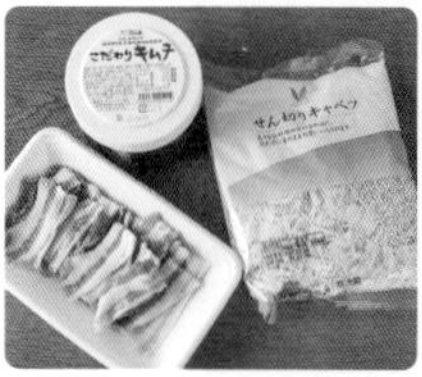

- 豚バラ肉（しゃぶしゃぶ用）… 80g
- キムチ…………………… 80g
- せん切りキャベツ（パック）…50 g
- 白炒りごま …………… 少々

豚バラ肉とキムチの下味

- A しょうゆ …………小さじ 1/2
- A ごま油 ………………小さじ 1
- A 片栗粉 ……………小さじ 1/2

作り方

ラップなし
加熱

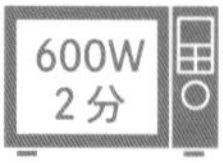

① 耐熱容器に豚バラ肉とキムチを入れ、Aを加えてもみ込み、ほぐして広げてからラップなしで電子レンジ（600 w）で 2 分加熱する。取り出してすばやくラップをして 3 分ほど余熱で蒸らす。

② 皿にせん切りキャベツを盛り、上に①の豚キムチをのせて白炒りごまをふる。

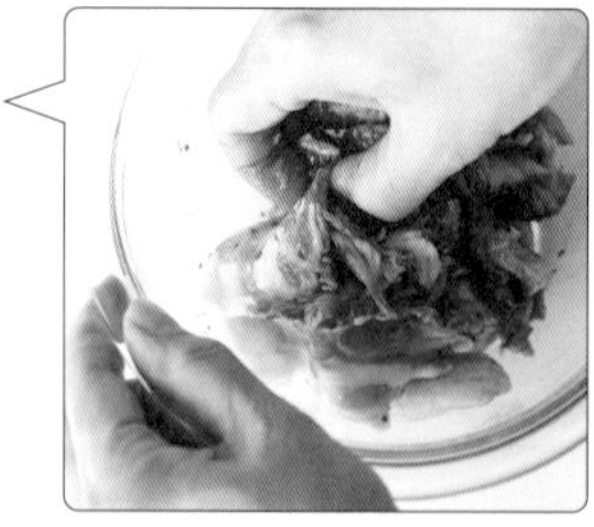

豚バラ肉とキムチは加熱する前に下味をつけ手でもみ込む。均等に熱が入るようにほぐして広げる

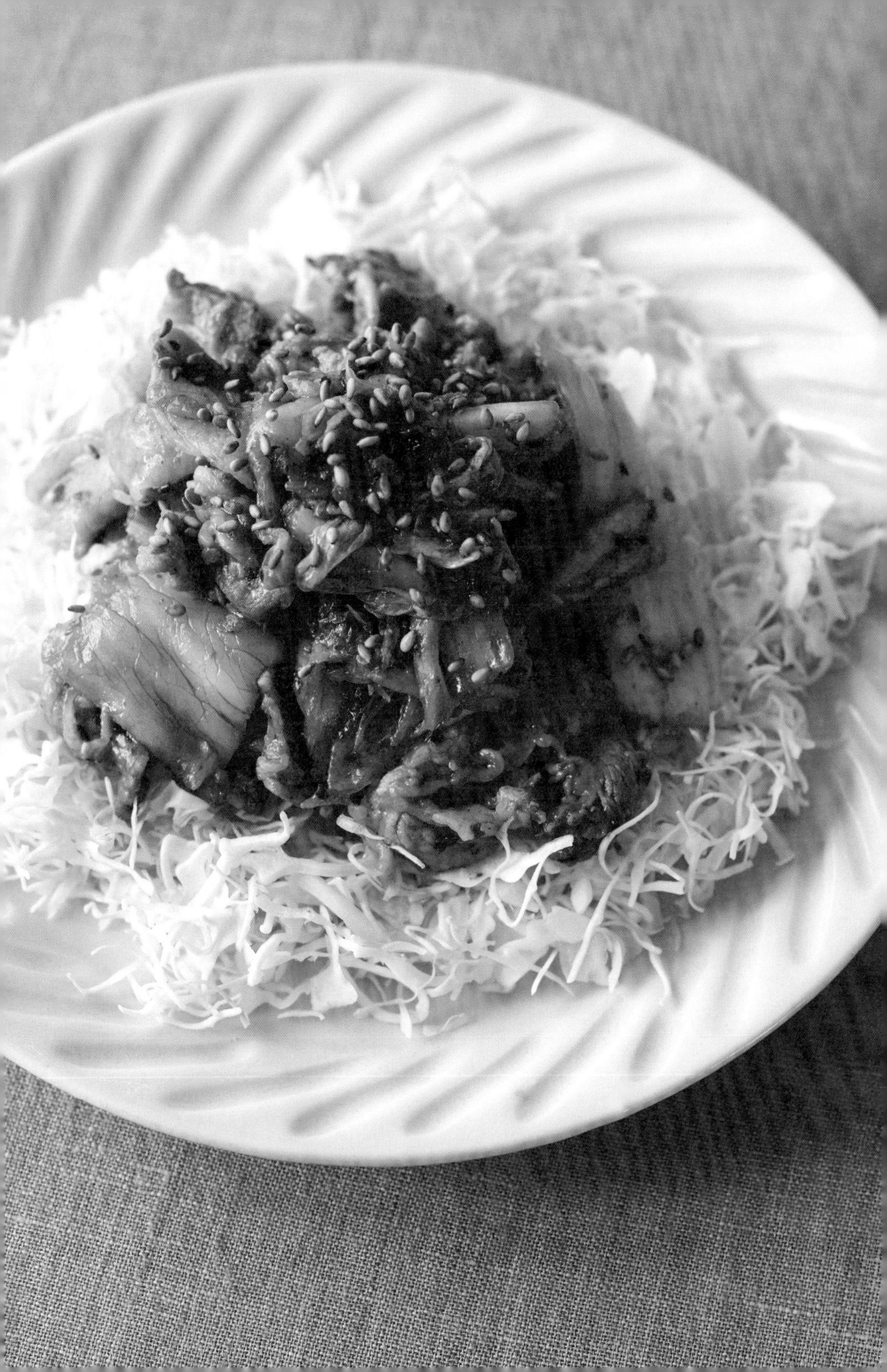

さば缶と プチトマトのチーズ焼き

大人気のさば缶ですが、今回はみそ煮缶を使ってチーズ焼きに。みそとチーズ、マヨネーズが絶妙な組み合わせで、ごはんにも合う洋風おかずになりました。プチトマトは軽くつぶすと他の具材となじみます。

さばはEPAとDHAを多く含むので血液がサラサラになり、脳梗塞や心筋梗塞など血管が詰まる病気のリスクを低下させます。さらに低糖質で高たんぱく。商品によって多少違いますが1缶でたんぱく質が30グラム弱、1日の必要量の半分近くを摂ることができます。

404kcal（1人分）	
たんぱく質	20.3g
脂　質	16.5g
塩　分	1.7g

材料（1人分）

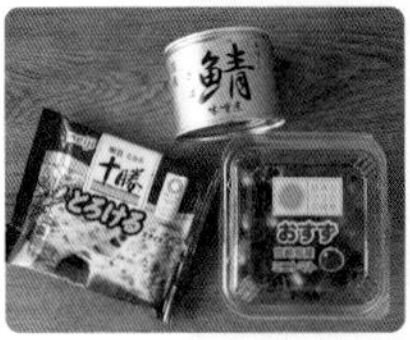

さばみそ煮缶…1/2缶(100g)
プチトマト………………4個
スライスチーズ…………1枚
A マヨネーズ…………大さじ1
A フライドオニオン……大さじ1
A おろしにんにく（チューブ）…………………1cm
A カレー粉…………小さじ1/2

料理家　金子文恵さんのおすすめ
「フライドオニオン」

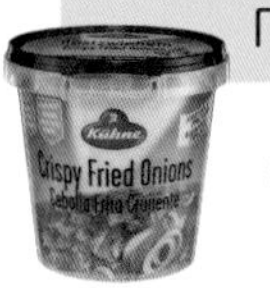

「包丁を使わない簡単料理のときに、あると便利なのがフライドオニオンです。チーズ焼き、ミートボール、マッシュポテトなどの洋風料理に少し加えると、味にコクがでます」（金子さん）玉ねぎをカットし、小麦粉と食塩を加えて植物性オイルで揚げクリスピーな食感に仕上げてある。キューネ「フライドオニオン」(100g) ¥410（標準小売価格）／ウイングエース TEL03-5404-7533

作り方

① 耐熱容器にプチトマトを軽くつぶして入れる。

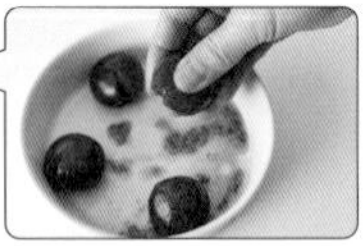

プチトマトは耐熱容器の上で、手で軽くつぶす

② さばみそ煮缶の中身を取り出して一緒に並べ入れる。

③ 缶に残った煮汁大さじ1にAを加えて混ぜ、②にかける。スライスチーズをちぎってのせて、オーブントースター(200℃)で15分ほど焼く。途中で焼き色が濃くなった場合はアルミホイルをかぶせる。

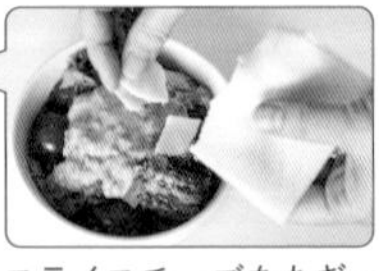

スライスチーズをちぎって全体に散らす

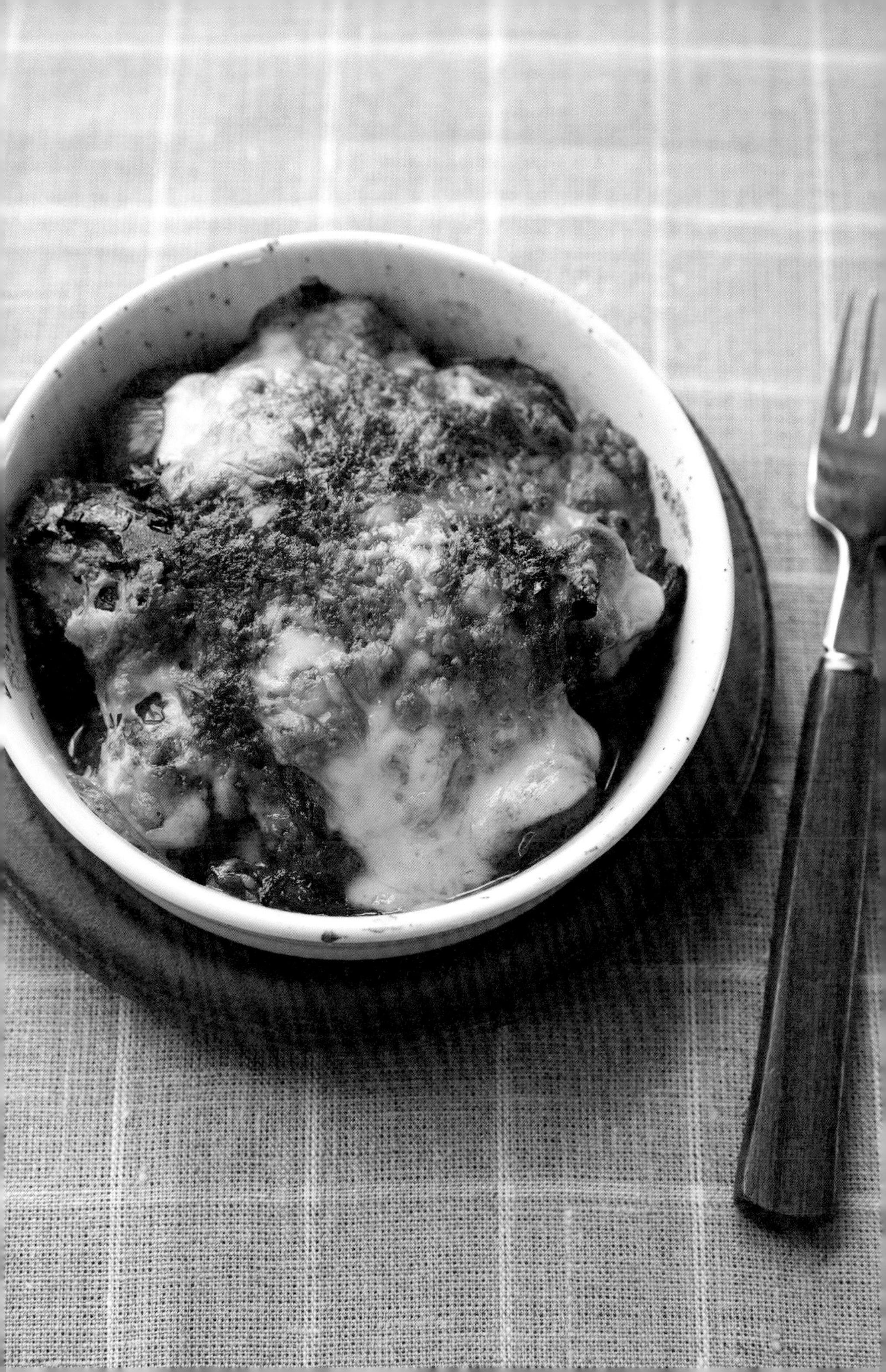

竜田揚げの野菜ぽん酢あんかけ

カット野菜が入ってさっぱりとした口当たりのぽん酢あんは、材料を一緒に電子レンジで加熱すればできます。竜田揚げのほか、鶏のから揚げや焼いた肉などにかけるとヘルシーなおかずになります。

僕は揚げものが好き。から揚げや竜田揚げは揚げものだからと我慢せずときどき食べていますが、同時に野菜を摂るように心がけています。カット野菜で作るぽん酢あんは手軽だね。キャベツもしょうがも、がんの予防に効果が期待できる食材リストのトップに位置します。

333kcal（1人分）	
たんぱく質	14.5g
脂　　質	19.2g
塩　　分	3.4g

材料（1人分）

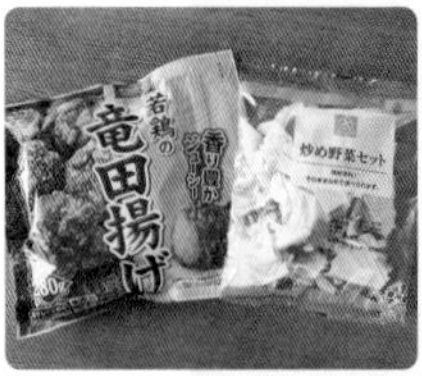

冷凍竜田揚げ（鶏）……3個

野菜ぽん酢あん

A
- キャベツ炒めミックス… 80g
  （キャベツ、にんじん、玉ねぎ、ピーマンをカットしたもの）
- ぽん酢………………大さじ2
- おろししょうが（チューブ）…………………0.5cm
- ごま油 ………………小さじ1
- 片栗粉 ……………大さじ1/2
- 水…………………………大さじ3

作り方

ラップなし
加熱

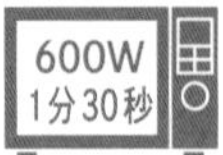

① 冷凍竜田揚げを耐熱皿に離して並べ、ラップなしで電子レンジ(600w)で1分30秒加熱する。

ラップなし
加熱

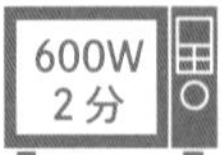

② 別の耐熱容器にAを入れてよく混ぜ、ラップなしで電子レンジ（600W）で2分加熱して全体をよく混ぜ合わせる。

③ ①の竜田揚げの上に②の野菜ぽん酢あんをかける。

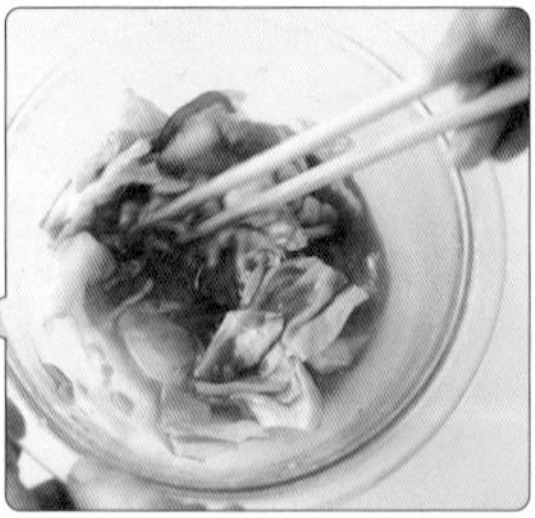

野菜ぽん酢あんの材料は、片栗粉や調味料が全体にまわるように混ぜ、加熱してさらによく混ぜる

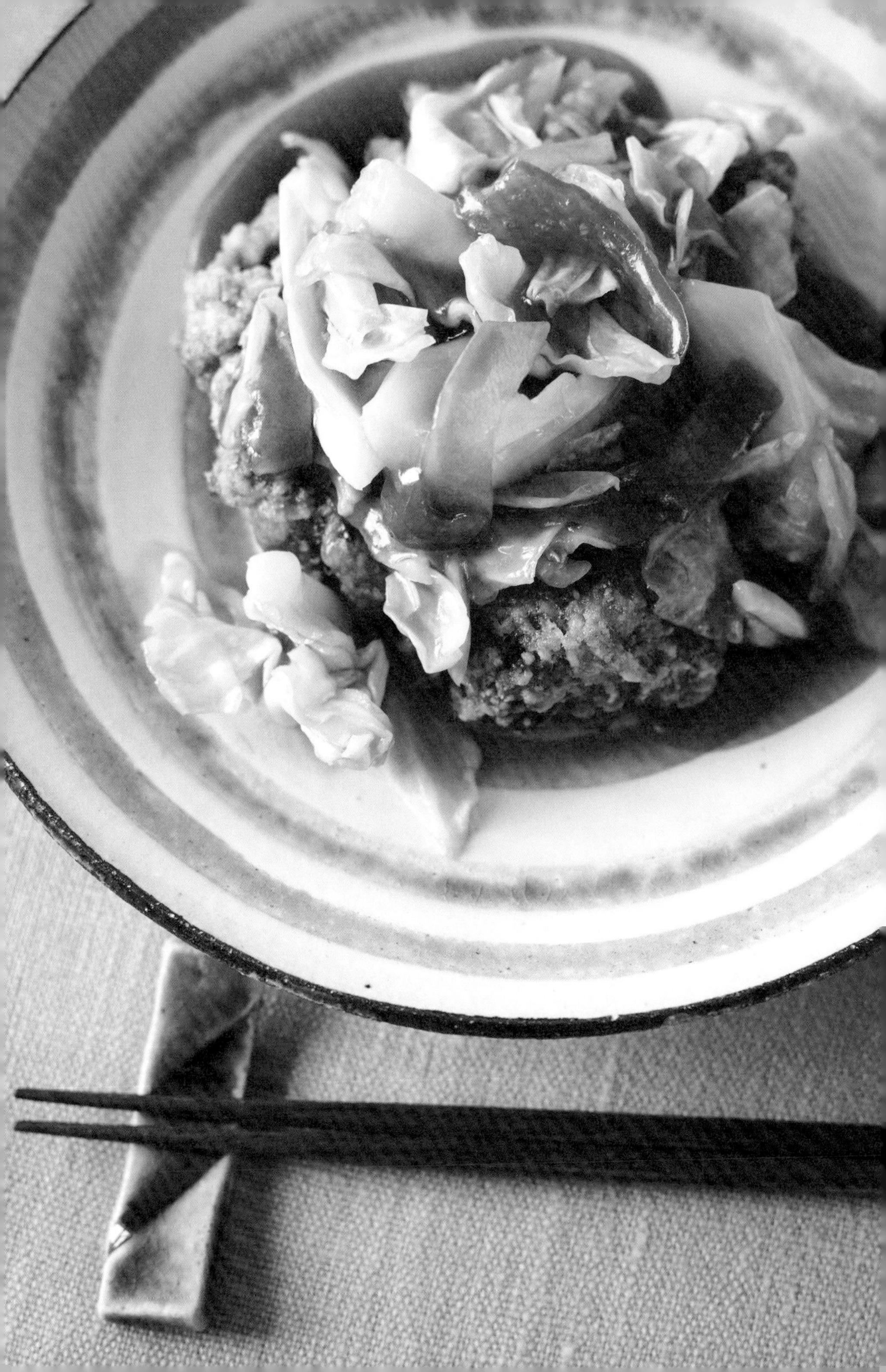

ミートボールのトマト煮

**野菜ジュースで煮る簡単レシピですが、
合いびき肉にしっかりと下味をつけるので本格的な味です。
煮汁がとろりとするまで煮詰めるのがポイント。**

ミートボールもトマトソースもいいね！　何歳になってもこういう料理は好きです。トマトのリコピンという赤い色素は、緑や黄色の野菜よりもさらに抗酸化力が強いといわれているので、トマトを上手に使うことを覚えておきたいですね。

356kcal（1人分）	
たんぱく質	23.7g
脂　　質	22.6g
塩　　分	1.5g

材料（2人分）

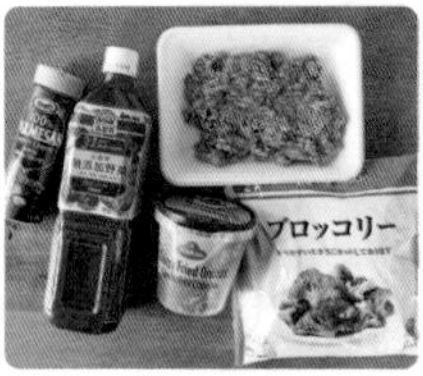

- 牛豚合いびき肉 ………200g
- A
  - フライドオニオン（30 ページ参照） ………大さじ 2
  - パルメザンチーズ…大さじ 1
  - おろしにんにく（チューブ） ………2cm
  - マヨネーズ ………大さじ 1
- 冷凍ブロッコリー……… 6 個
- 野菜ジュース（無塩、トマトミックス） ………300ml
- 塩 ………小さじ 1/2
- こしょう ………少々

作り方

① ボウルにひき肉と A を入れてよくこね、6 等分してギュッと丸める。

② 小さめのフライパンまたは鍋に野菜ジュースを注いで中火で沸かし、沸騰したら①のミートボールを入れる。

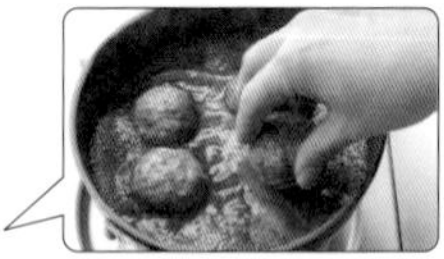

煮汁が沸騰したらミートボールを入れる

③ ふたをして 5 分ほどしたらミートボールをひっくり返し、再びふたをして弱火で 10 分煮る。ブロッコリーを加え、煮汁がとろりとするまで 8 分ほど中火で煮詰める。塩・こしょうで味をととのえる。

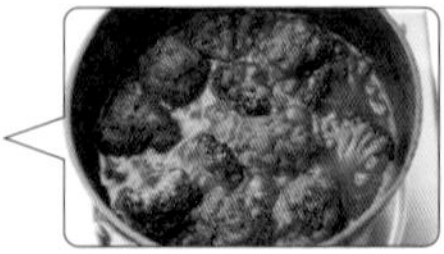

上下を返して再び煮て、ブロッコリーを加える

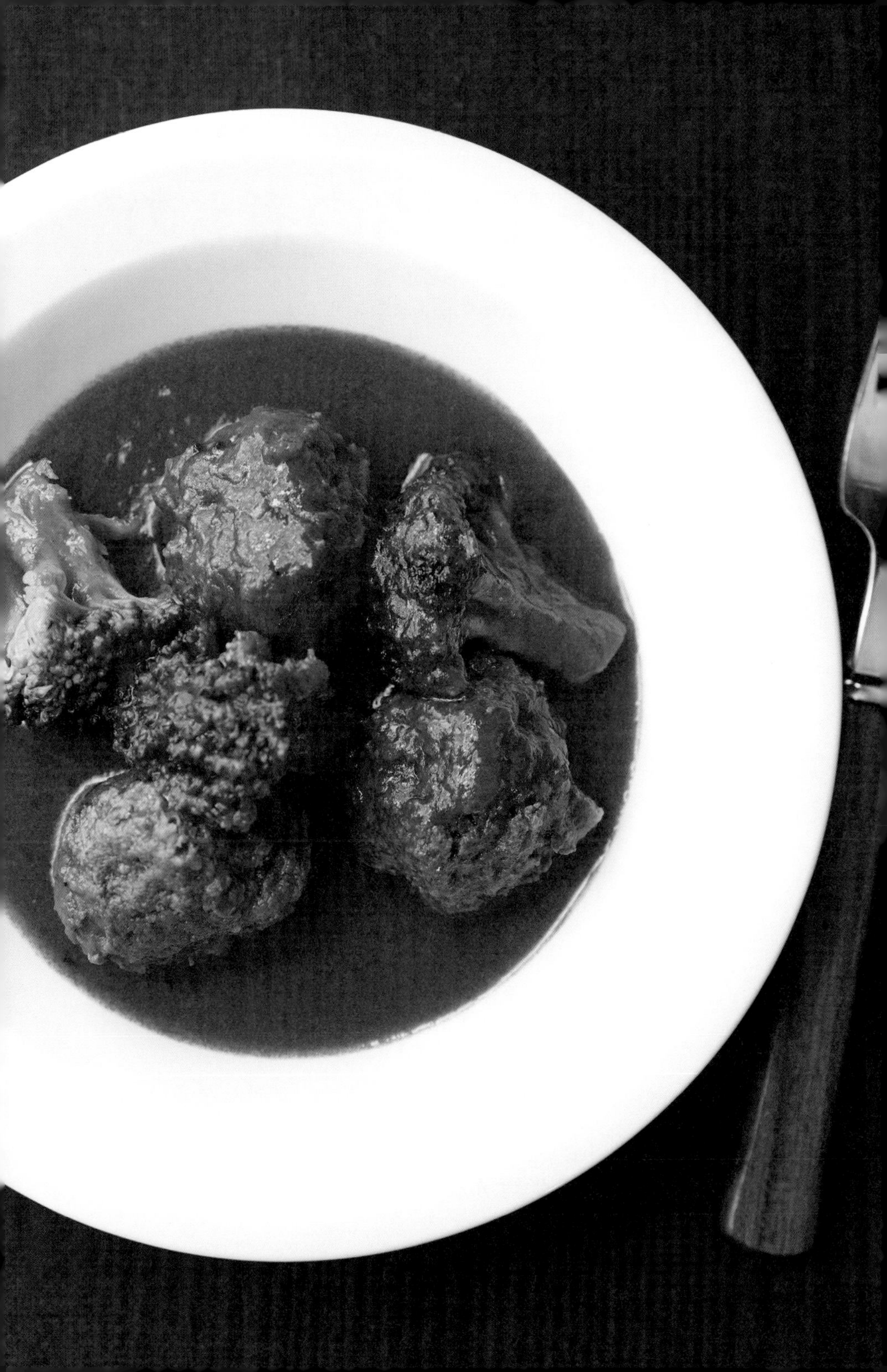

鶏もも肉と里いもの煮もの

**皮むきが面倒でつい敬遠しがちな里いもも、
冷凍食材をストックしておけば、気軽に使えます。**

ごはんに合う煮ものは最高ですね。鶏肉も里いもも、料理に慣れていないと切ったり皮むきが面倒だから、そのまま鍋に入れられるレシピだと、ぐっとハードルが下がります。鶏肉には必須アミノ酸やビタミンA、B、Kなども含まれています。健康手抜きごはんの必須食材です。

346kcal（1人分）	
たんぱく質	22.6g
脂　質	16.9g
塩　分	2.7g

材料（2人分）

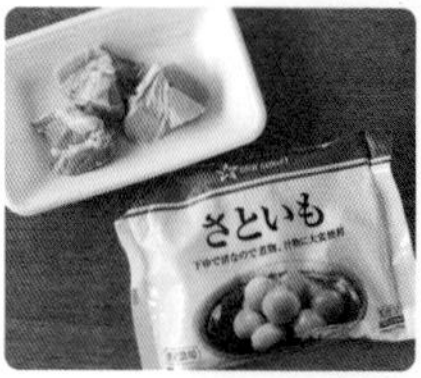

鶏もも肉（から揚げ用）……………6切れ(160g)
冷凍里いも……………………6個
カット小ねぎ………………少々

煮汁
A
すき焼きのたれ………大さじ3
おろししょうが（チューブ）…1cm
片栗粉………………小さじ1
水……………………………150ml

作り方

① 鍋に鶏もも肉と冷凍里いも、Aを入れて軽く混ぜ、中火にかける。片栗粉のかたまりができないようにときどき混ぜながら沸騰させ、10〜12分ほど弱火で煮る。

② ふたをして火を止め、3分ほど蒸らしてから器に盛りつけ、小ねぎを散らす。

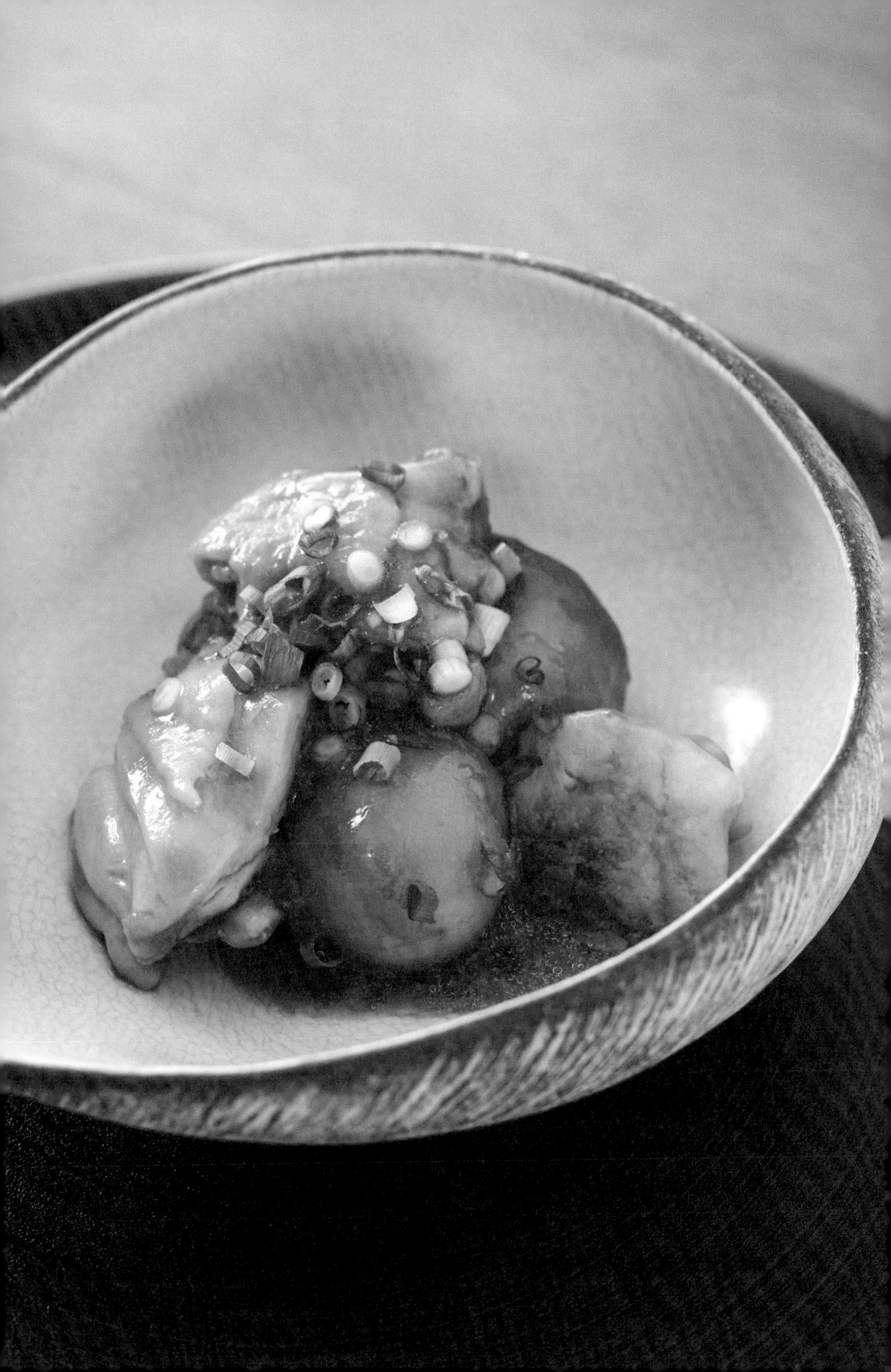

たらとマッシュポテトのオーブントースター焼き

マッシュポテトの素にフライドオニオン、パルメザンチーズ、
おろしにんにくを加えると本格的な味になります。
下には、ほうれん草を忍ばせて。全体を混ぜながら食べるのが楽しい。

白いマッシュポテトの下にほうれん草が敷いてあるのが、しゃれている！　たらは鮭と同様、切り身でよく売っているので、使い方を覚えておきたいですね。低脂肪・高たんぱくで、くせがない味だから、こういった洋風料理にしてもおいしいです。

418kcal（1人分）	
たんぱく質	29.5g
脂　　質	21.0g
塩　　分	2.7g

材料（1人分）

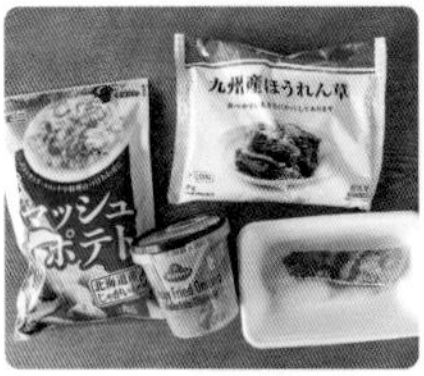

塩たら……………………1切れ
冷凍ほうれん草…………20g
こしょう…………………少々

マッシュポテト

A
- マッシュポテトの素……25g
- フライドオニオン（30ページ参照）…………………大さじ1
- パルメザンチーズ……大さじ2
- バター……………………10g
- おろしにんにく（チューブ）…1cm
- 牛乳……………………150ml

作り方

① 耐熱容器に冷凍ほうれん草を敷いておく。

② 牛乳を温める（沸騰しないように注意。電子レンジのドリンクモードで温めても可）

③ ボウルにAの材料を入れ、②の牛乳を加えてよく混ぜる。

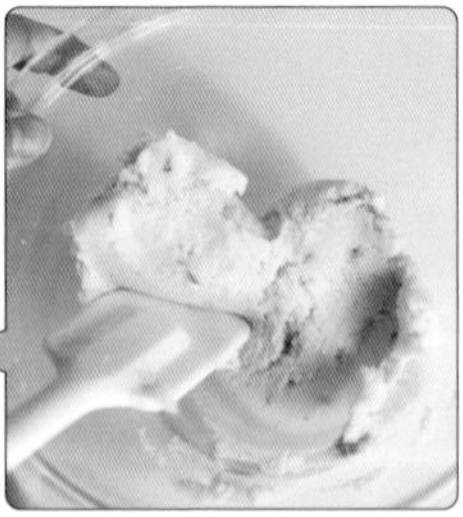

マッシュポテトの素に温めた牛乳を加えると最初はゆるいが、混ぜるうちにちょうどいいかたさになる。メーカーによってやわらかく仕上がるが、問題はない

④ ①の上に③をのせて平らにする。その上に塩たらをのせてこしょうをふり、200℃のオーブントースターで15～20分ほど焼く。途中で焼き色が濃くなった場合はアルミホイルをかぶせる。

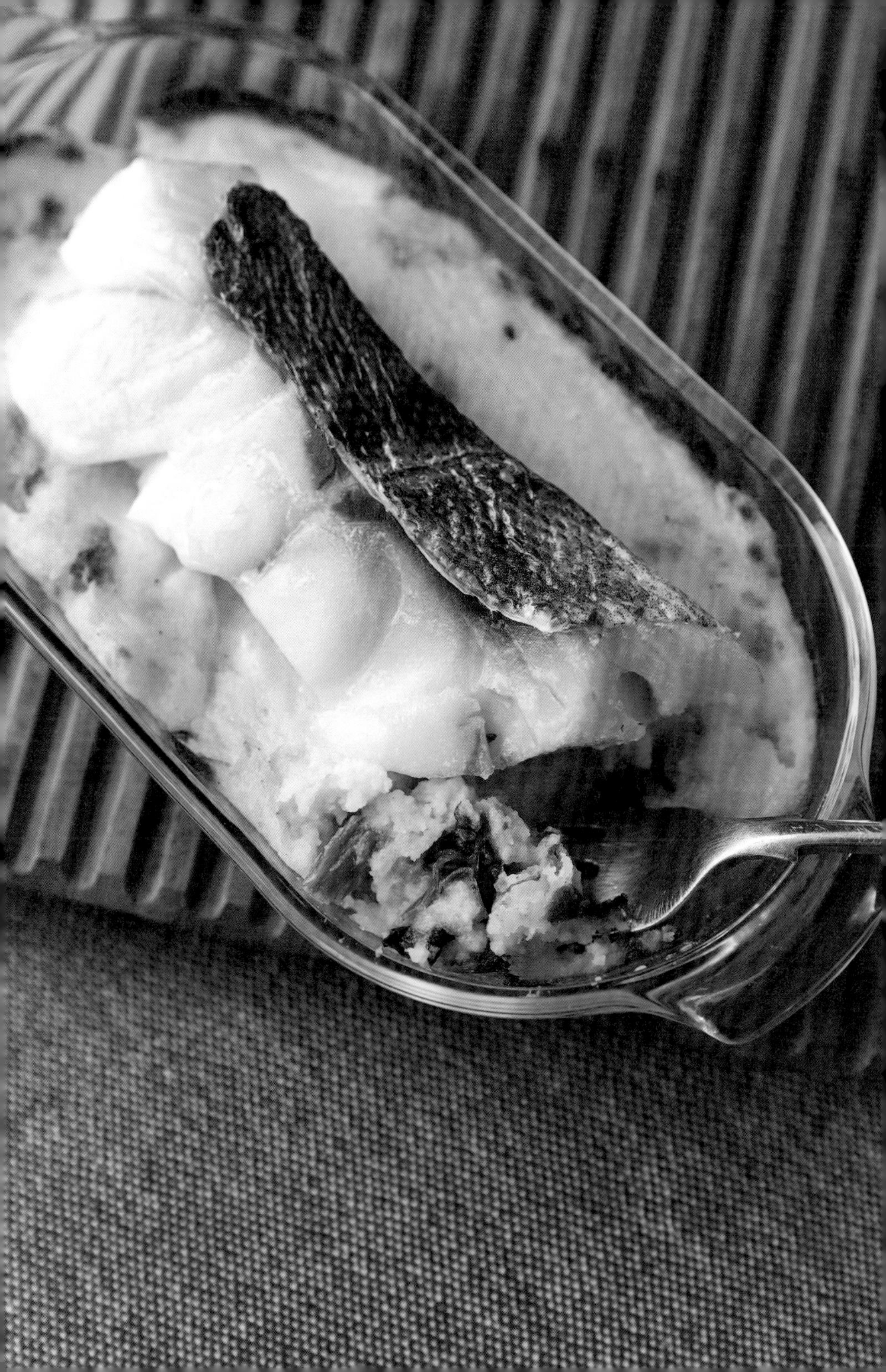

第2章

「冷凍野菜」を使って 毎日手軽に野菜のおかず

コロナ禍によって、外食の機会が減り、家で料理・食事をすることが増えた。

巣ごもりが長期化するうちに、「麺類、お好み焼き、チャーハン、炊き込みごはんなどを食べることが多くなり、炭水化物過多になっている」という影響がでてきた。

炭水化物過多だと、どうなるか。血管の慢性炎症が起きやすくなり、血圧や血糖値が上がりやすくなる。血圧が高くなると、脳梗塞や心筋梗塞のリスクが上がる。

慢性炎症を防ぐためには、何といっても抗酸化力のある野菜がいい。厚生労働省が推奨している1日３５０グラムは摂りたいところだ。僕自身、一時血圧の上が１４０、下が90に近づいてしまったけれど、朝の野菜ジュースや、具だくさんみそ汁を習慣にし、スクワットやかかと落としを継続し

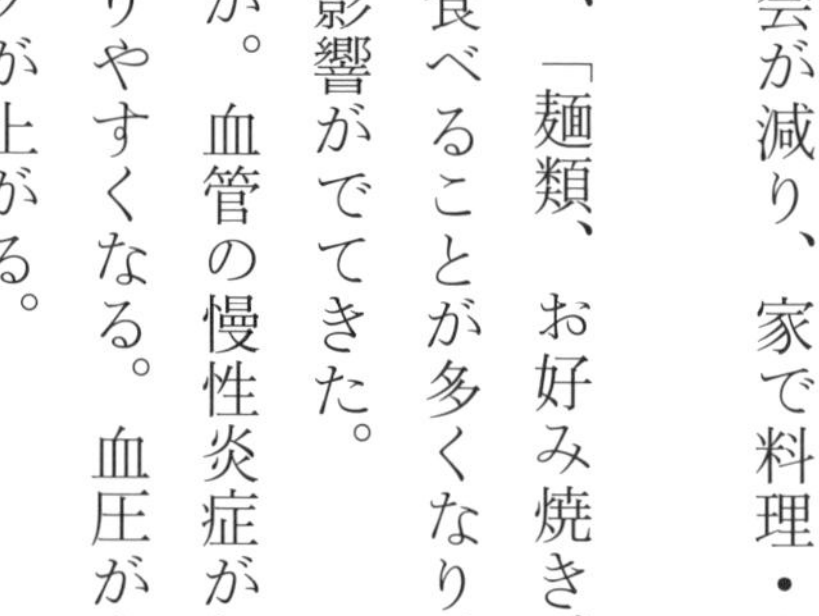

野菜 350 グラムの一例

て、9キロ減量、メタボも解消し、姿勢がよくなって歩くスピードが速くなった。
ただ、野菜は鮮度が大事。こまめに買い物ができないとつい野菜不足になりがちだ。そこで最近、商品数が増えている「冷凍野菜」に注目した。旬のものを急速凍結しているので栄養価が高い。気候の影響を受けないので、値段が安定しているのもいい。

僕の家では、ブロッコリーは生だとしばらく置いてしまい食べ頃を逃すことがあるのだが、冷凍は使いやすくて気に入っている。

冷凍野菜に、相性のいい調味料をちょっとひと味加える。いくつか覚えておくと、さっと野菜の一品ができて、野菜不足が楽に解消できる。

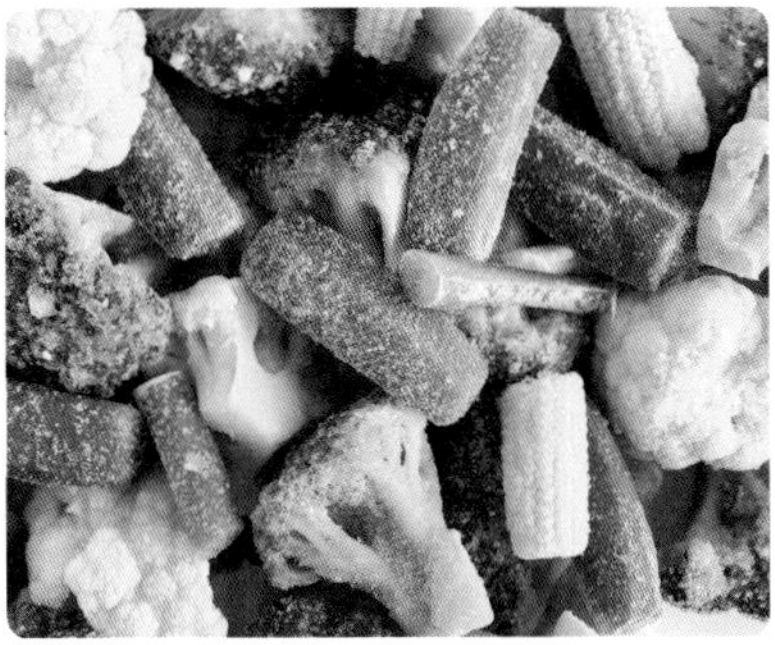
写真提供／ニチレイフーズ

味も栄養価も高レベル！
進化する「冷凍野菜」

「当社の冷凍野菜は、生産工場の自営農場や契約農場で栽培されています。栽培から加工まで全工程を追跡管理するシステムを使用し、品質管理を徹底しています。

野菜に含まれる栄養価は旬の時期がいちばん高くなるので、旬の時期に収穫・下処理・冷凍処理をしています。冷凍処理は、業務用冷凍庫でマイナス30～40度で一気に凍結する「急速凍結」のため、野菜の品質を損ねる原因となる氷結晶が大きくなる前に凍結させることができます」
（株式会社ニチレイフーズ　マーケティング部　広報グループ）

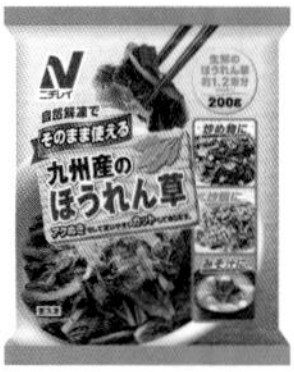

冷凍ほうれん草 +アーモンドプードル、塩昆布

軽く湯通しし、急速凍結。食べやすいサイズにカット済み。

「そのまま使える　九州産のほうれん草」200g／ニチレイフーズ　TEL 0120-69-2101

ほうれん草のアーモンド和え

ほうれん草には活性酸素の害から脳を守るコエンザイムQ10が含まれ、アーモンドにはコエンザイムQ10の抗酸化効果を高めるビタミンEが含まれます。製菓材料のアーモンドプードルですが、塩昆布と一緒に加えると、ごま和えとも違う新食感でなかなかいける。

88kcal（全量）	
たんぱく質	5.5g
脂　　質	5.5g
塩　　分	1.1g

材料（作りやすい分量）

冷凍ほうれん草…………100g
和え衣
A 塩昆布………………大さじ1
A アーモンドプードル…大さじ1
A えごま油…………小さじ1/2

作り方

① 冷凍ほうれん草を耐熱容器に入れ、ラップなしで電子レンジ（600w）で2分30秒加熱する。

ラップなし
加熱

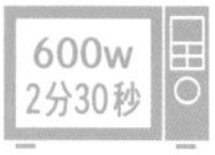

② ①にAを加えてよく和える。

冷凍ほうれん草を使い切る！　料理例

冷凍ほうれん草を1袋買っても、ひとりやふたり暮らしだと使い切れないこともあります。おひたし、和える、サラダ風と調理法をいくつか覚えておくと、余らせずに使い切れます。

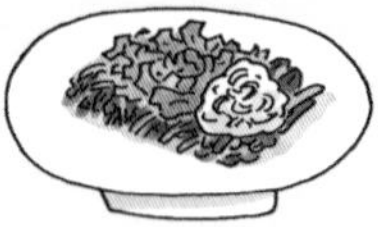

おひたし

●材料と作り方　冷凍ほうれん草80gを耐熱容器に入れ、ラップをして電子レンジ（600W）で1分30秒加熱し、しらす干し大さじ1、かつおぶし適量をのせて、めんつゆ（2倍希釈）小さじ1/2をかける。

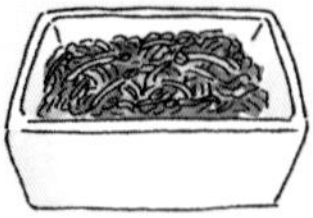

ナムル

●材料と作り方　もやし50gを耐熱容器に入れラップをして電子レンジ（600W）で2分加熱。ごま油・めんつゆ（2倍希釈）・白ごま（各）小さじ1と味付塩こしょう2ふりを混ぜ、冷凍ほうれん草50gを加えて混ぜる。

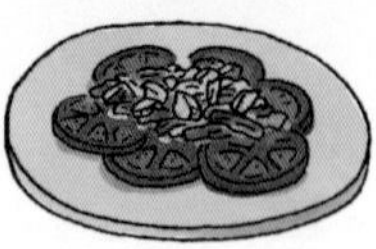

ツナほうれん草

●材料と作り方　冷凍ほうれん草50gと缶詰のツナ40gを和え、輪切りのトマト1個分を並べた上にのせ、オリーブ油小さじ1をまわしかける。

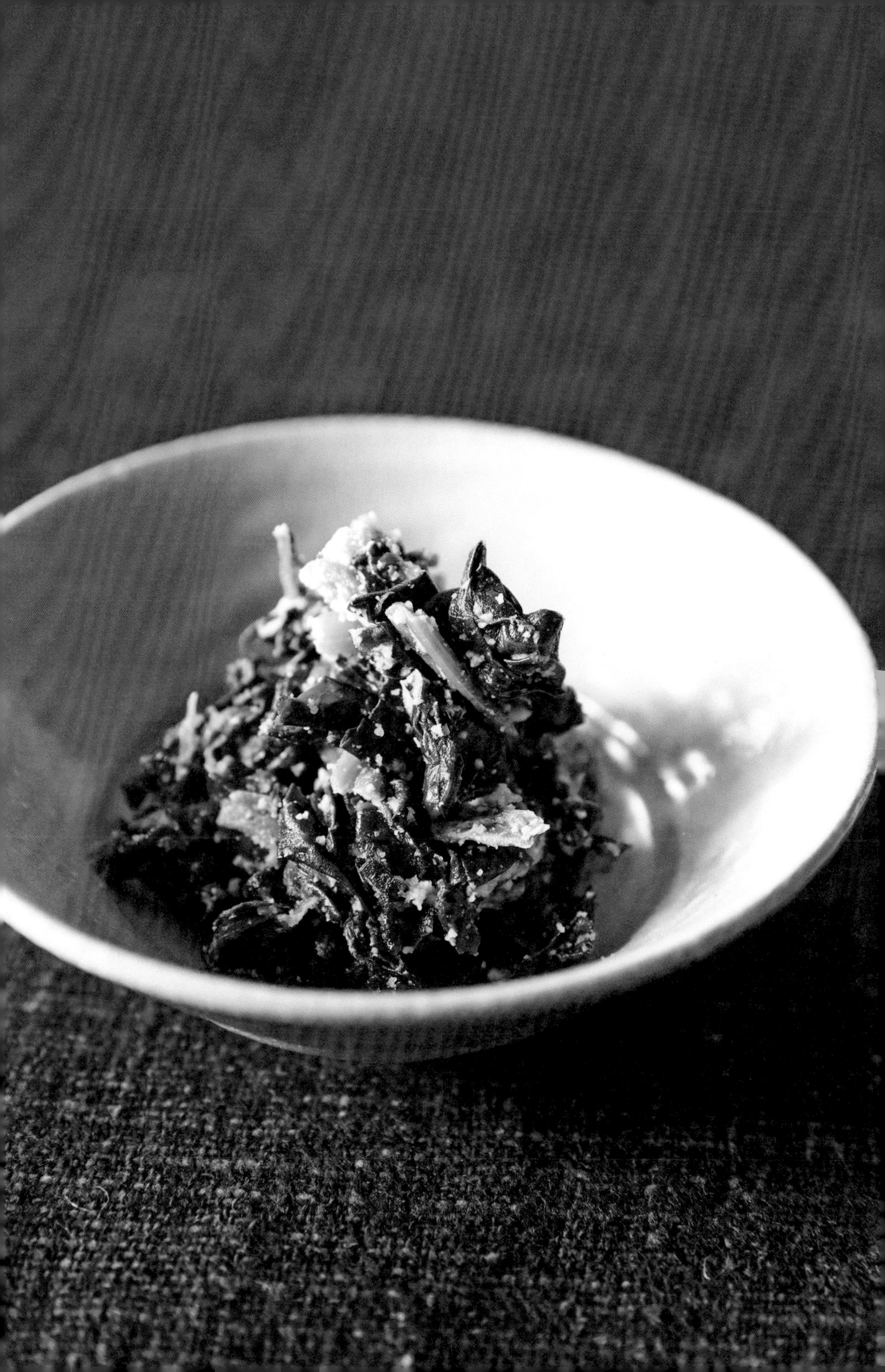

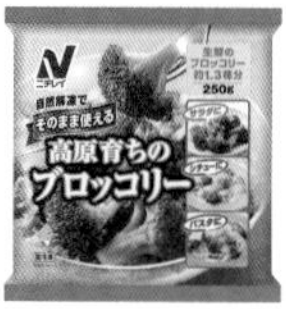

冷凍ブロッコリー ＋桜エビ、マヨネーズ

標高 3000m のエクアドルの高原で育った緑鮮やかなブロッコリーを食べやすいサイズにカット。
「そのまま使える 高原育ち ® のブロッコリー」250g ／ニチレイフーズ　TEL 0120-69-2101

ブロッコリーと桜エビのサラダ

冷凍ブロッコリーは生のものと味もほとんど変わらなくて、我が家では重宝しています。桜エビは良質な DHA、EPA のほか、アミノ酸の一種で旨み成分であるグリシンも含まれています。こういった野菜の小鉢に調味料として使っていきたいですね。

103kcal（全量）	
たんぱく質	6.2g
脂　質	6.9g
塩　分	0.4g

材料（作りやすい分量）

冷凍ブロッコリー………120g
調味料
A ┌ 桜エビ……………………………3g
A │ マヨネーズ…………小さじ 2
A └ しょうゆ…………小さじ 1/4
フライドオニオン（30 ページ参照）
……………………小さじ 1

作り方

① 冷凍ブロッコリーを耐熱容器に入れてラップをふんわりとかけ、電子レンジ（600w）で 4 分 30 秒加熱した後、キッチンペーパーで水気を拭き取る。

ラップあり
加熱

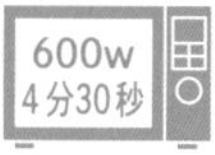

② ボウルに①を入れ A を加えて和え、フライドオニオンをかける。

冷凍ブロッコリーを使い切る！　料理例

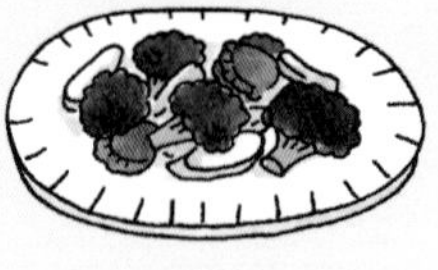

ガーリックソテー

●材料と作り方　フライパンにオリーブ油大さじ1、冷凍ブロッコリー80g、さいたエリンギ1本、おろしにんにく（チューブ）0.5㎝を入れ中火で3分ほど炒めて、しょうゆ小さじ 1/2、味付塩こしょう2ふりで調味する。

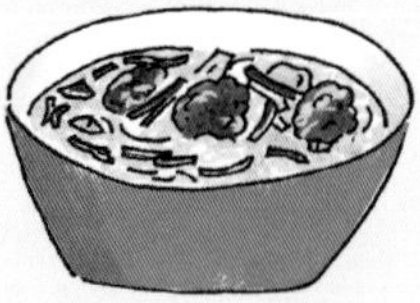

ブロッコリー卵あん

●材料と作り方　耐熱容器に冷凍ブロッコリー 80g、ほぐしたかにかま 30g、水 100cc を入れてラップをして電子レンジ（600W）で3分加熱する。インスタント卵スープ（固形）1個を入れてかき混ぜる。

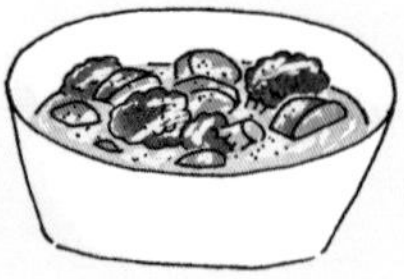

とろーりミルク煮

●材料と作り方　耐熱容器に冷凍ブロッコリー 80g、冷凍かぼちゃ 60g、牛乳 50cc、ピザ用チーズ 20g を入れてラップをして電子レンジ（600W）で3分加熱する。よくかき混ぜて、黒こしょう少々をふる。

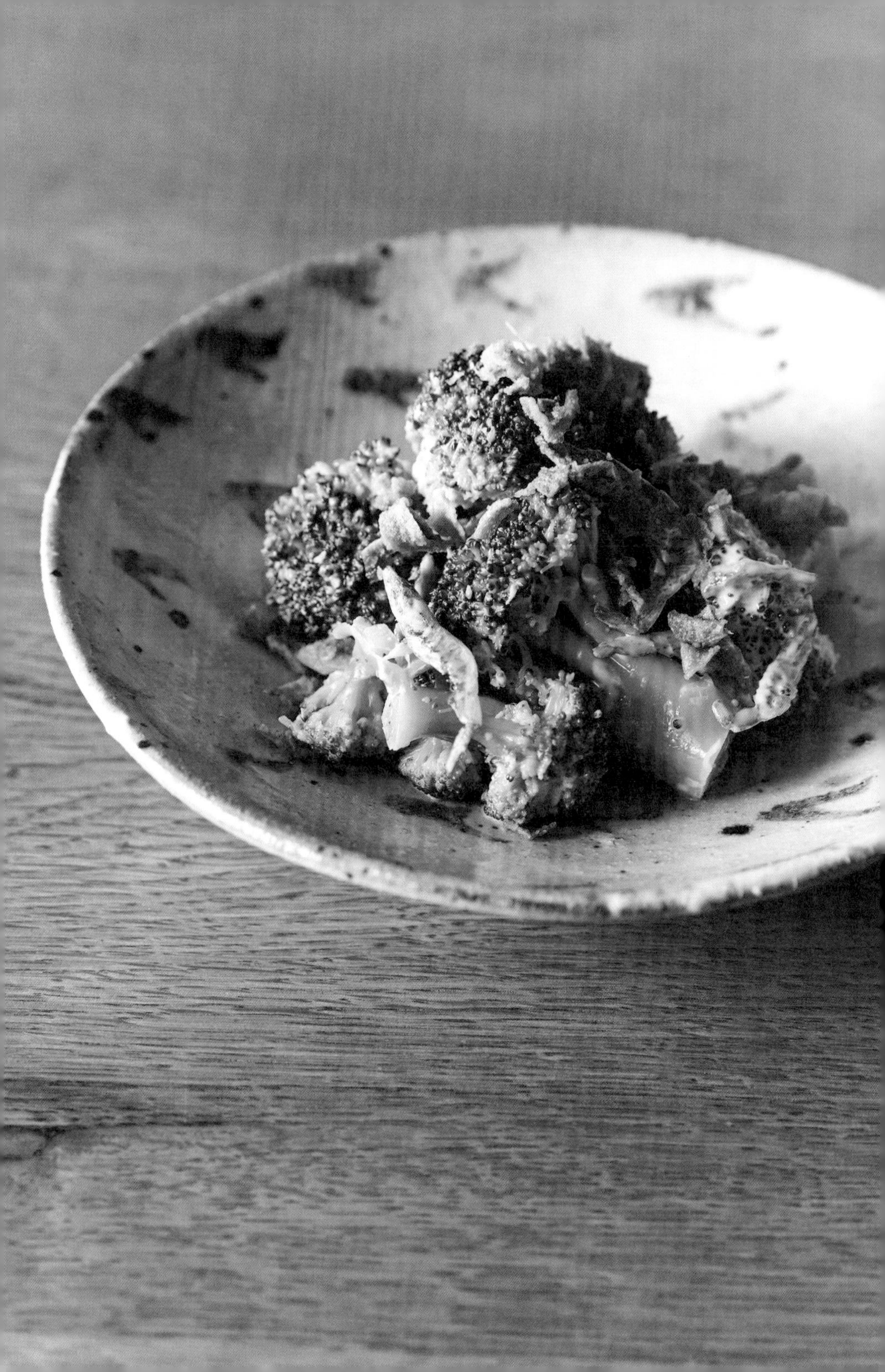

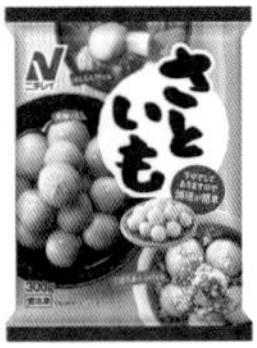

冷凍里いも ＋ピーナツバター、ぽん酢

ていねいに皮むきし、湯通し後に急速凍結。
「さといも」300g ／ニチレイフーズ　TEL 0120-69-2101

里いものピーナツバターぽん酢和え

里いもを皮むきなしで料理できると食卓への登場回数を増やせます。ピーナツには代謝を促進する働きを持つアスパラギンや免疫力を高めるアルギニンなどのアミノ酸が豊富に含まれています。ピーナツバターを料理に使えるようになるといいですね。

220kcal（全量）	
たんぱく質	7.4g
脂　　質	6.2g
塩　　分	0.7g

材料（作りやすい分量）

冷凍里いも………………200g
和え衣
A［ピーナツバター………大さじ 1
　 ぽん酢……………大さじ 1/2

作り方

① 鍋に冷凍里いもとかぶるくらいの水を入れて中火にかけ、沸騰したら少し火を小さくして 10 分ほど煮る。

② ボウルに A を入れてよく混ぜ合わせる。

③ 里いもがやわらかくなったら水気を切って、②に加えて和える。

冷凍里いもを使い切る！　料理例

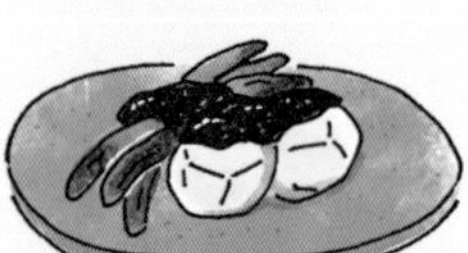

田楽

●材料と作り方　冷凍里いも 100g、冷凍いんげん 30g を耐熱容器に入れてラップをして電子レンジ（600W）で5分加熱する。市販のゆずみそを適宜添える。

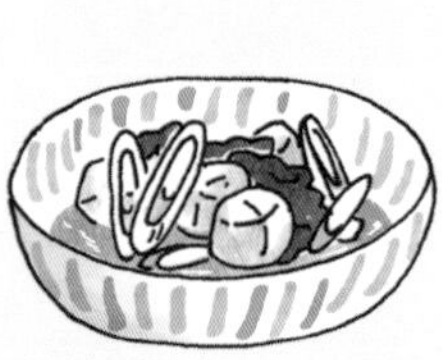

いも煮

●材料と作り方　耐熱容器に冷凍里いも・ひと口大に切ったこんにゃく各 100g、牛切り落とし肉 80g、水 50ccを入れ、めんつゆ・みりん各大さじ1を加えて混ぜる。ラップをして電子レンジ（600W）で6〜7分加熱。

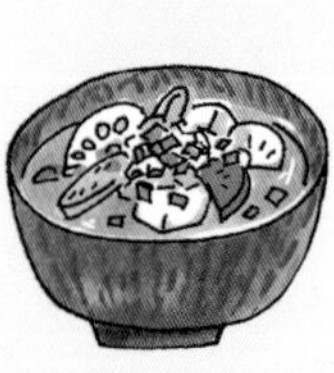

根菜豚汁

●材料と作り方　耐熱容器に冷凍里いも・冷凍根菜計 100g、豚こま切れ肉 50g、水 150ccを入れラップをして電子レンジ（600W）で5分加熱。インスタントみそ汁の素1人分を加えて混ぜ、冷凍刻みねぎ適宜をかける。

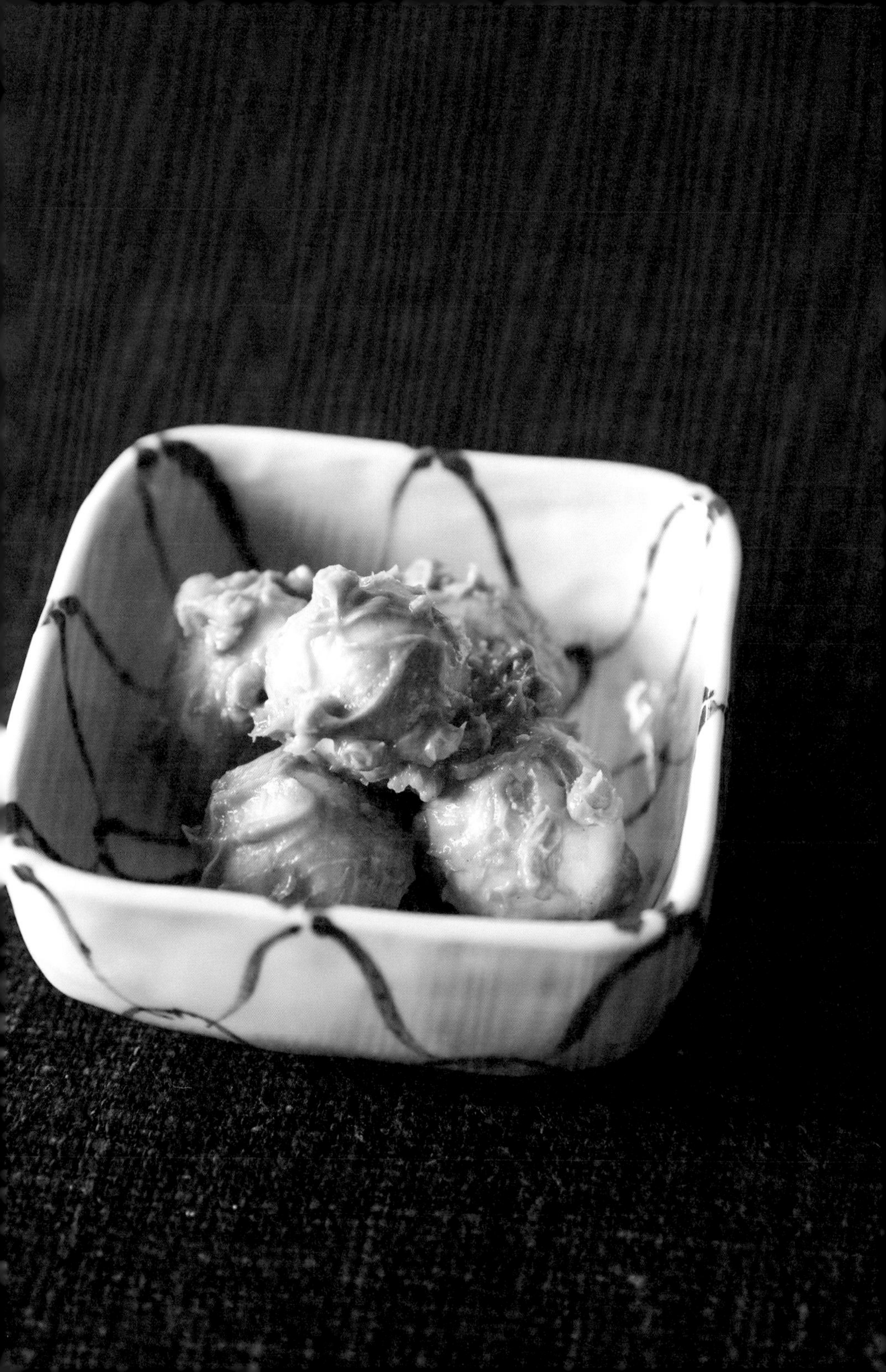

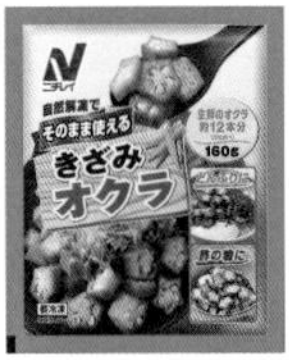

冷凍オクラ ＋明太子

下ゆでして刻んである。生鮮のオクラ約12本分入り。

「そのまま使える　きざみオクラ」160g／ニチレイフーズ　TEL 0120-69-2101

オクラの明太子和え

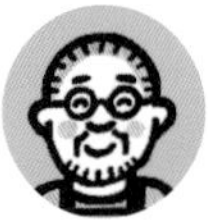

冷凍のオクラは刻んである状態なので、すぐ解凍できるし、少量でも使えるのでとても便利。明太子とえごま油で和えるとオツな一品になります。えごま油に含まれるα-リノレン酸は、体内でDHAやEPAに変わり、脳の神経細胞を活性化させるので積極的に使いたいですね。

85kcal（全量）	
たんぱく質	6.7g
脂　　質	3.1g
塩　　分	1.5g

材料（作りやすい分量）

冷凍オクラ……………120g
和え衣
A 明太子……………………20g
A しょうゆ…………小さじ1/2
A えごま油…………小さじ1/2

焼きのり………………1/4枚

作り方

① 冷凍オクラをボウルに入れ自然解凍させる。

② Aの明太子を皮から取り出す。

③ ①にAを加えてよく和え、ちぎった焼きのりをかける。

冷凍オクラを使い切る！　料理例

オクラとろろ

●材料と作り方　冷凍オクラ30gに塩麹大さじ1/2をからめ、とろろの上にのせる。

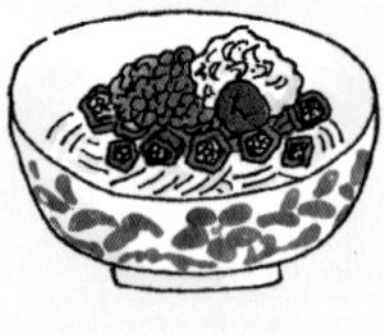

釜揚げオクラうどん

●材料と作り方　鍋に水100cc、冷凍うどん1玉、冷凍オクラ50gを入れて火にかけ、うどんがやわらかくなったらゆで汁ごと器に移す。添付のたれを混ぜた納豆1パック、とろろ昆布少々、梅干し1個、刻みねぎをのせる。

オクラもち

●材料と作り方　耐熱容器に切りもち2枚、冷凍オクラ30g、水大さじ1を入れてラップをして電子レンジ（600W）で1分加熱する。ちぎった焼きのり1/2枚、かつおぶし少々をのせ、しょうゆ小さじ1をかける。

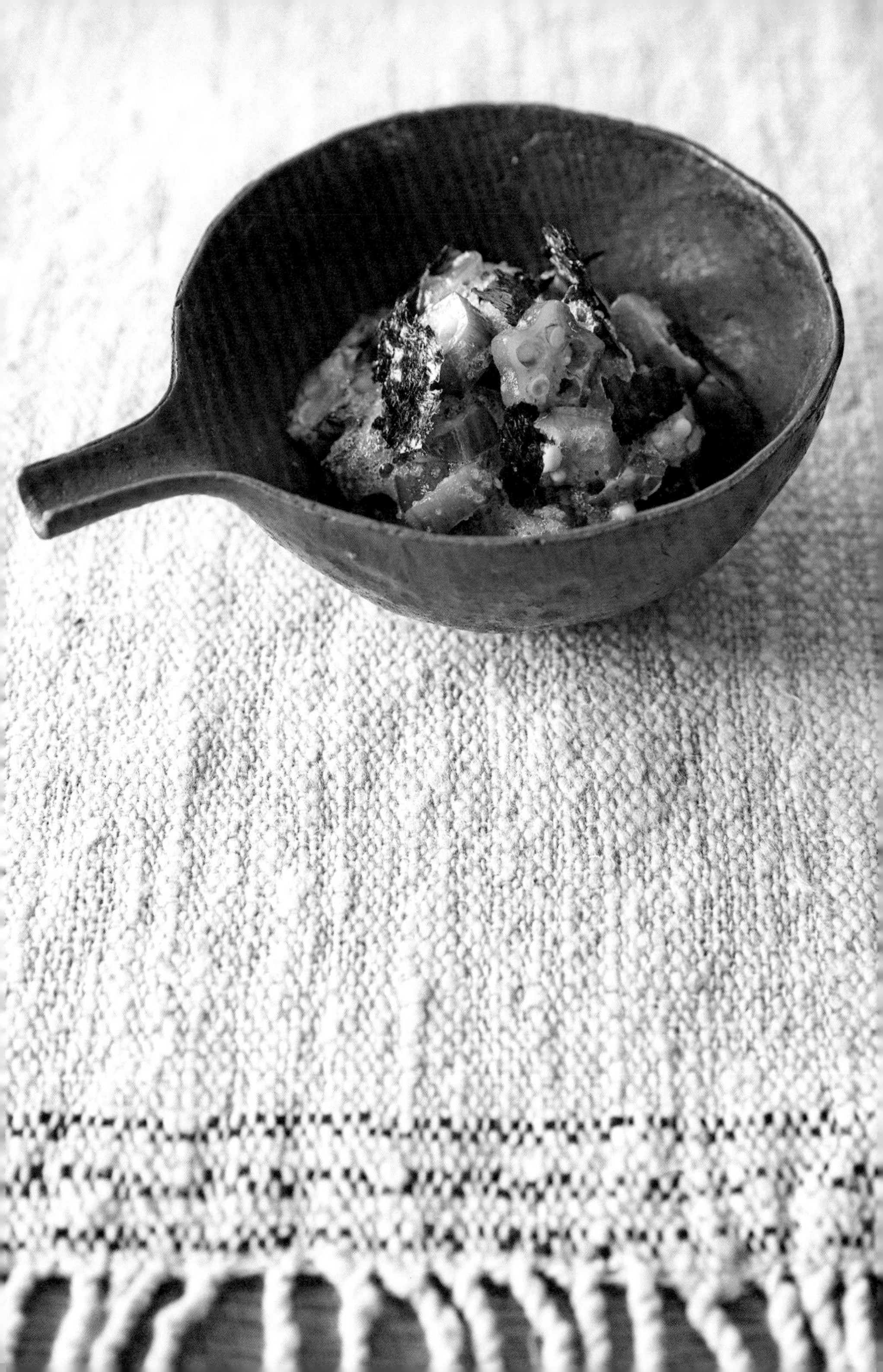

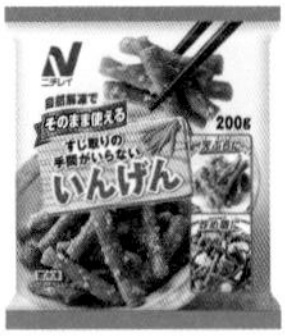

冷凍いんげん +なめたけ

さやが若いうちに収穫しているので、すじ取りの手間いらず。

「そのまま使える　いんげん」200g ／ニチレイフーズ　TEL 0120-69-2101

いんげんのなめたけ和え

うまいです、これ。なめたけの味を生かして、すりごまとえごま油で香りとコクを加えた和え衣は、野菜の和えものに活用できますね。いんげんは必須アミノ酸のバランスがとてもいい食材です。

94kcal（全量）	
たんぱく質	3.7g
脂　　質	5.4g
塩　　分	0.9g

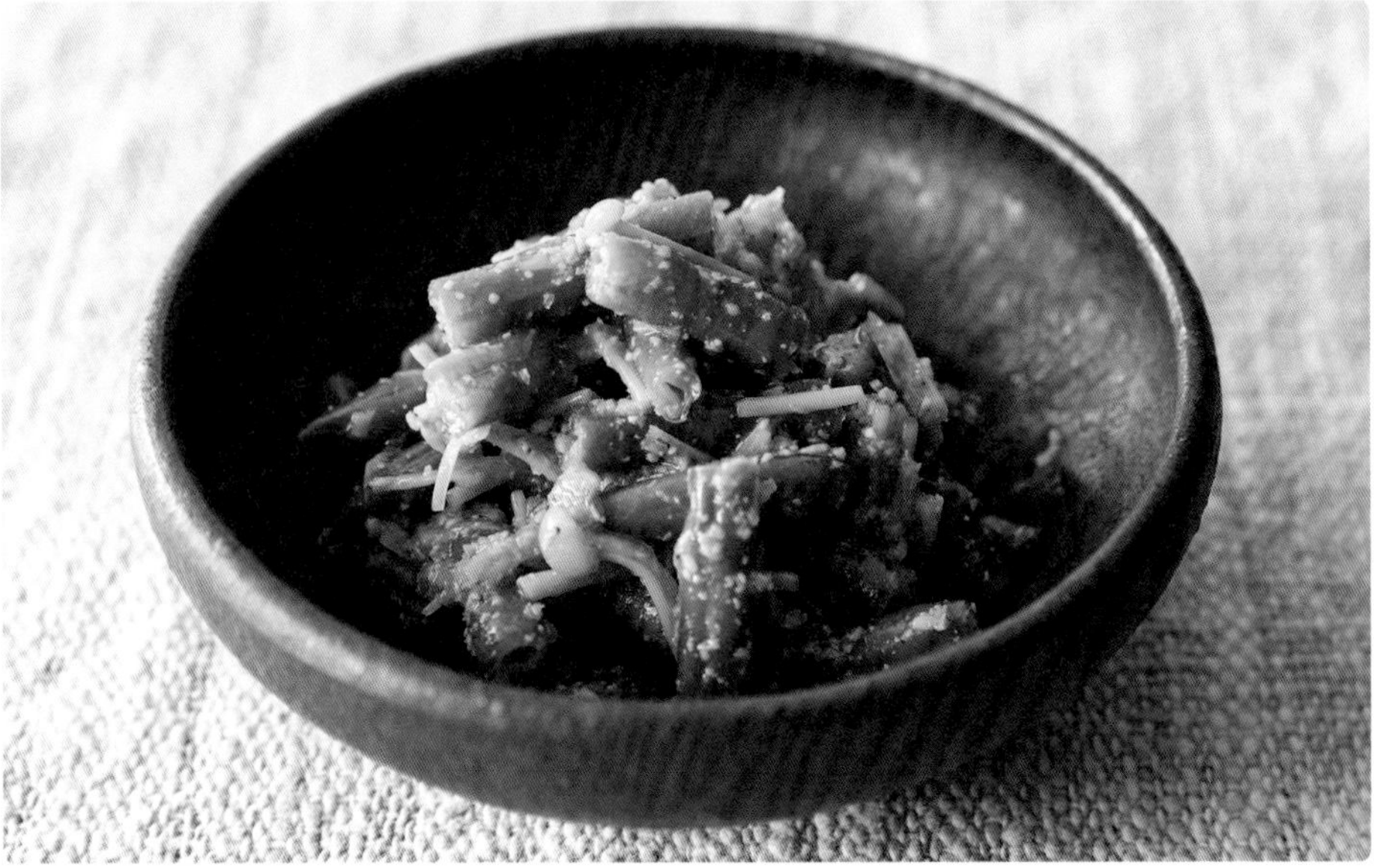

材料（作りやすい分量）

冷凍いんげん…………100g

和え衣

A
- なめたけ……………大さじ 2
- すりごま…………………大さじ 1
- えごま油…………小さじ 1/2

作り方

① 冷凍いんげんを手で 3cm ほどの長さに折ってボウルに入れ、自然解凍させる。

② ①に A を加えて和える。

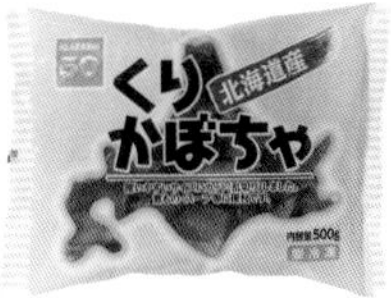

冷凍かぼちゃ ＋鶏ひき肉

北海道産の栗かぼちゃを種をとって食べやすくカット。
「冷凍くりかぼちゃ」500 g／五十嵐冷蔵　TEL 03-3451-1125

かぼちゃの鶏そぼろ

かぼちゃは抗酸化ビタミンと言われるビタミン C、E が含まれアンチエイジング効果が期待できるし、カリウムが豊富で高血圧にもいいんです。冷凍かぼちゃはカットしてあるから手軽に使えますね。

302kcal（全量）	
たんぱく質	18.4g
脂　　質	5.6g
塩　　分	3.4g

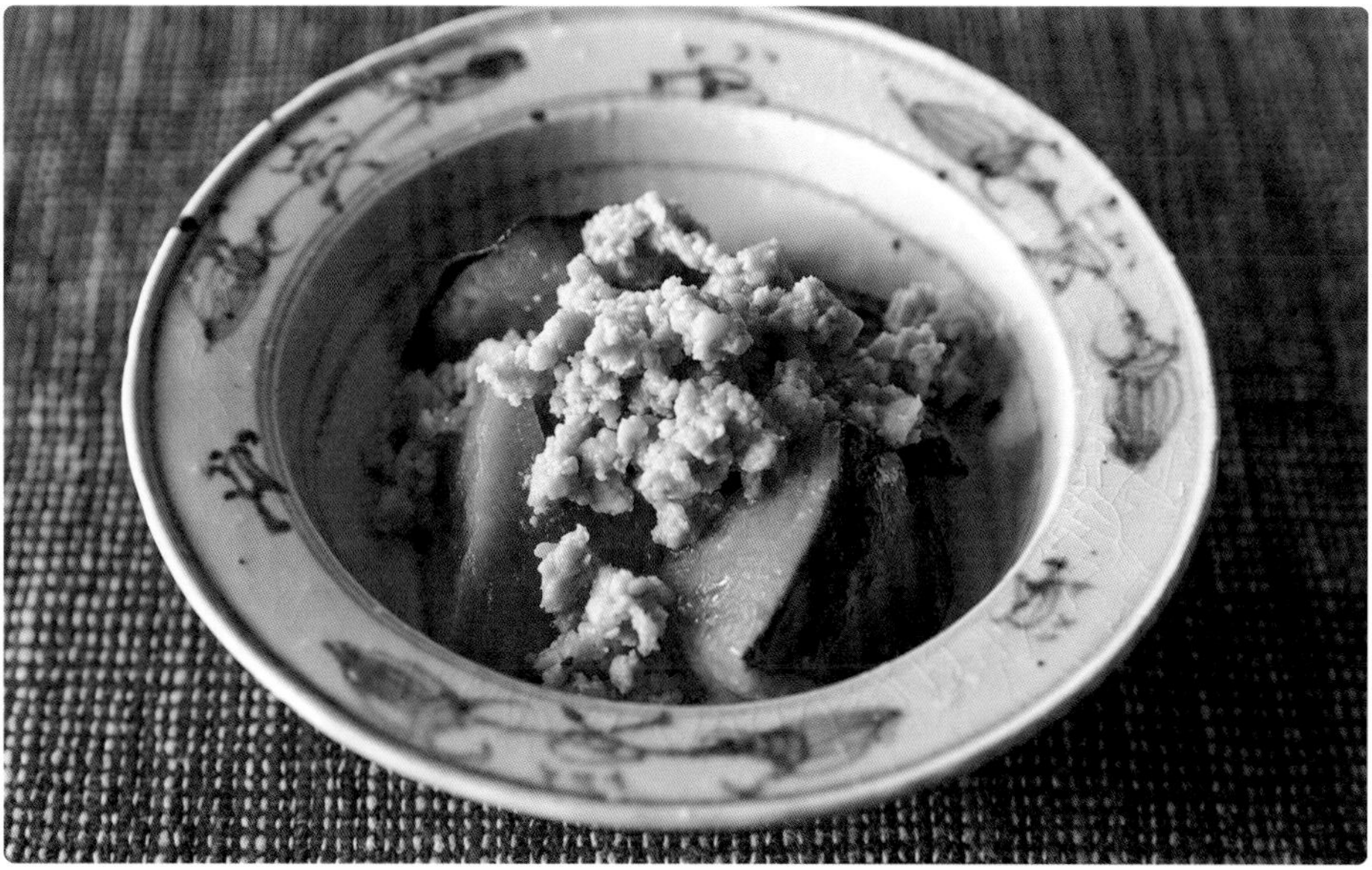

材料（作りやすい分量）

冷凍かぼちゃ…………200g
鶏ひき肉…………………60g
おろししょうが（チューブ）
…………………0.5cm
めんつゆ（2 倍希釈）…大さじ 3
水……………………大さじ 6

作り方

① 冷凍かぼちゃを耐熱容器に入れてラップをかけ、電子レンジ（600w）で 5 分加熱する。

ラップあり加熱

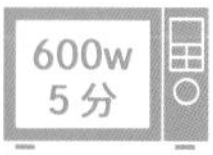

② 鶏ひき肉とおろししょうが・めんつゆ・水を鍋に入れて中火にかけ、鶏ひき肉の色が変わってポロポロになるまで煮る。

③ ①のかぼちゃを②に加えて 5 分ほど浸し、汁をしみ込ませる。

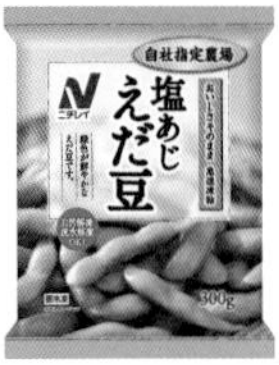

冷凍枝豆 +粉チーズ

自然解凍・流水解凍で手軽に食べられる。
「塩あじえだ豆」（300g）／ニチレイフーズ　TEL 0120-69-2101

枝豆のチーズ和え

枝豆はビタミンB、C、カリウムのほか、鉄分も豊富です。粉チーズと味が合うね。簡単でおつまみにもぴったりです。和食の献立のときにもこの一品が入っていると新鮮です。

215kcal（全量）	
たんぱく質	14.8g
脂　　質	12.8g
塩　　分	1.2g

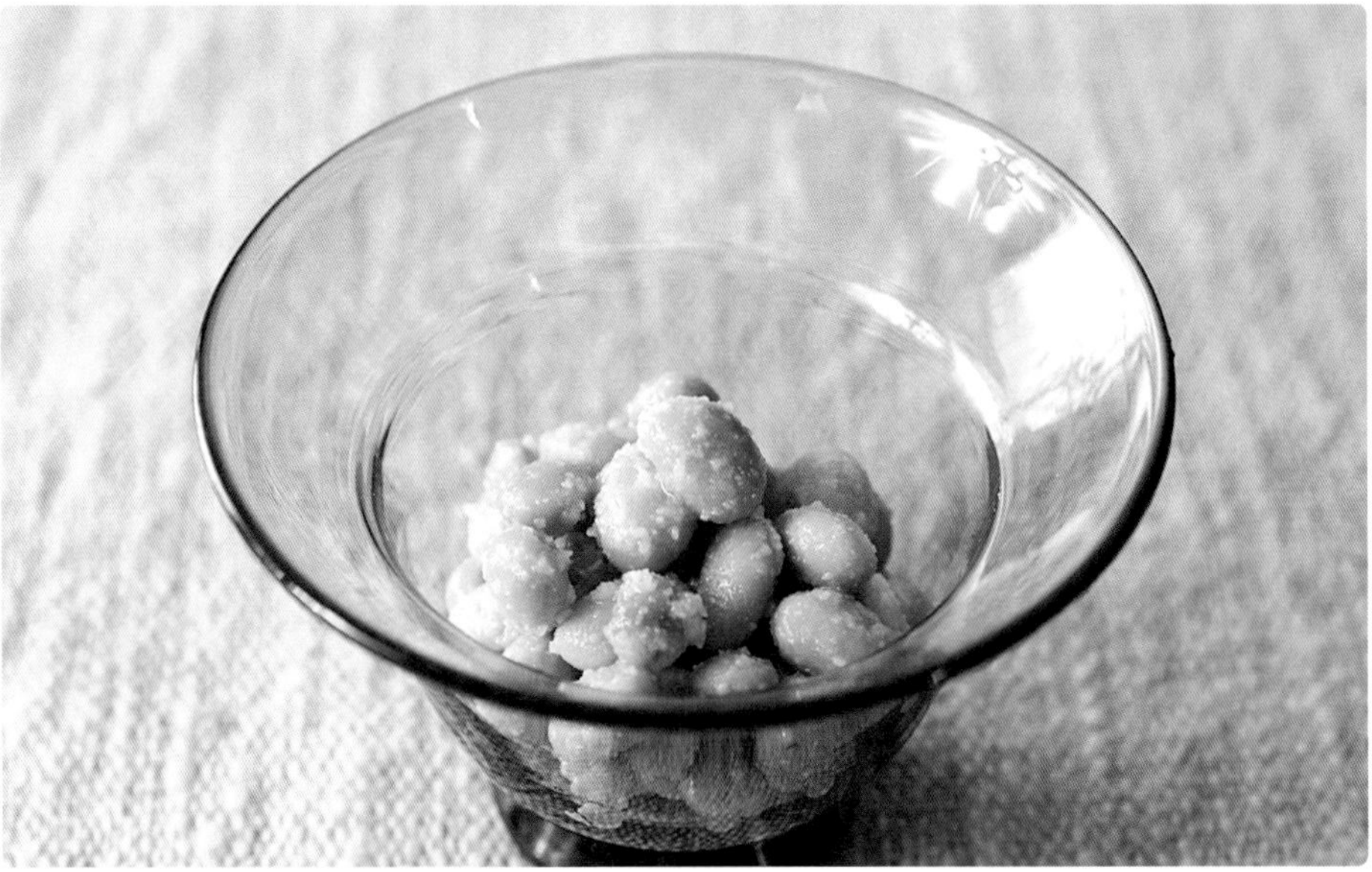

材料（作りやすい分量）

冷凍枝豆
…………100g（むいた豆の状態で）

和え衣

A
- パルメザンチーズ……小さじ2
- おろしにんにく（チューブ）…1cm
- えごま油……………小さじ1
- 塩…………………ひとつまみ

作り方

① 冷凍枝豆をボウルに入れ、自然解凍か流水解凍させる。さやから豆を取り出す。

② ①にAを加えてよく和える。

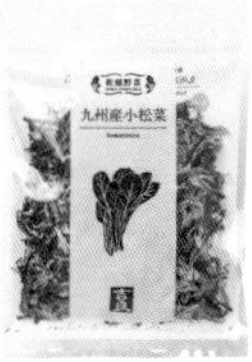

番外編 **乾燥小松菜** +ツナ、みそ

カット&ボイルした小松菜を手作業で乾燥させている。
「乾燥野菜 九州産小松菜」40 g／吉良食品　TEL 0120-831-055

小松菜・ツナのみそ和え

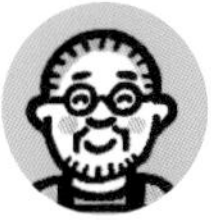

冷凍野菜に加えて、こういった乾燥野菜の使い方も覚えておくと、1日に複数の野菜が簡単に摂れます。ツナみそ和えでたんぱく質と発酵食品もクリア。ごはんのおともにぴったりです。

198kcal（全量）	
たんぱく質	19.8g
脂　　質	9.5g
塩　　分	1.3g

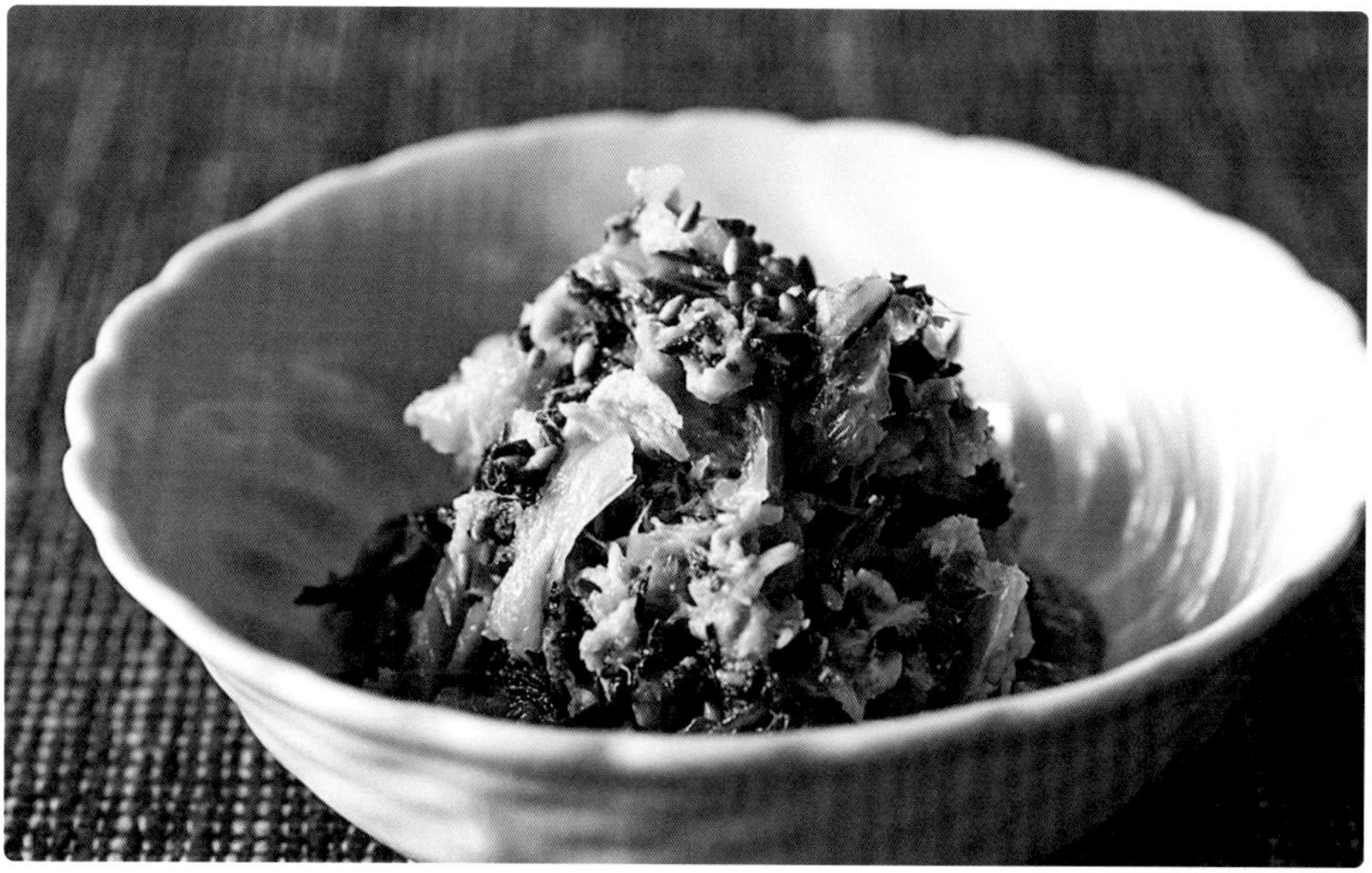

材料（作りやすい分量）

乾燥小松菜……………………20g
ツナ（ノンオイル）………1 缶（70g）
みそ……………………小さじ 1
水……………………………150ml
えごま油……………小さじ 1
炒りごま…………大さじ 1/2

作り方

① 鍋に乾燥小松菜とツナ缶の中身を汁ごと入れ、水とみそを加えて弱火にかける。

② 5 分ほどして汁気がなくなったら火を止め、少し冷めてからえごま油と炒りごまを加えて和える。

※ 42〜53ページに掲載した冷凍野菜は商品の一例です。パッケージは 2021年4月現在のものです。お近くのスーパー、食料品店で手に入るものをご利用ください。

第3章

朝昼晩とこまめにたんぱく質を摂る
手抜き「たん活」おかず

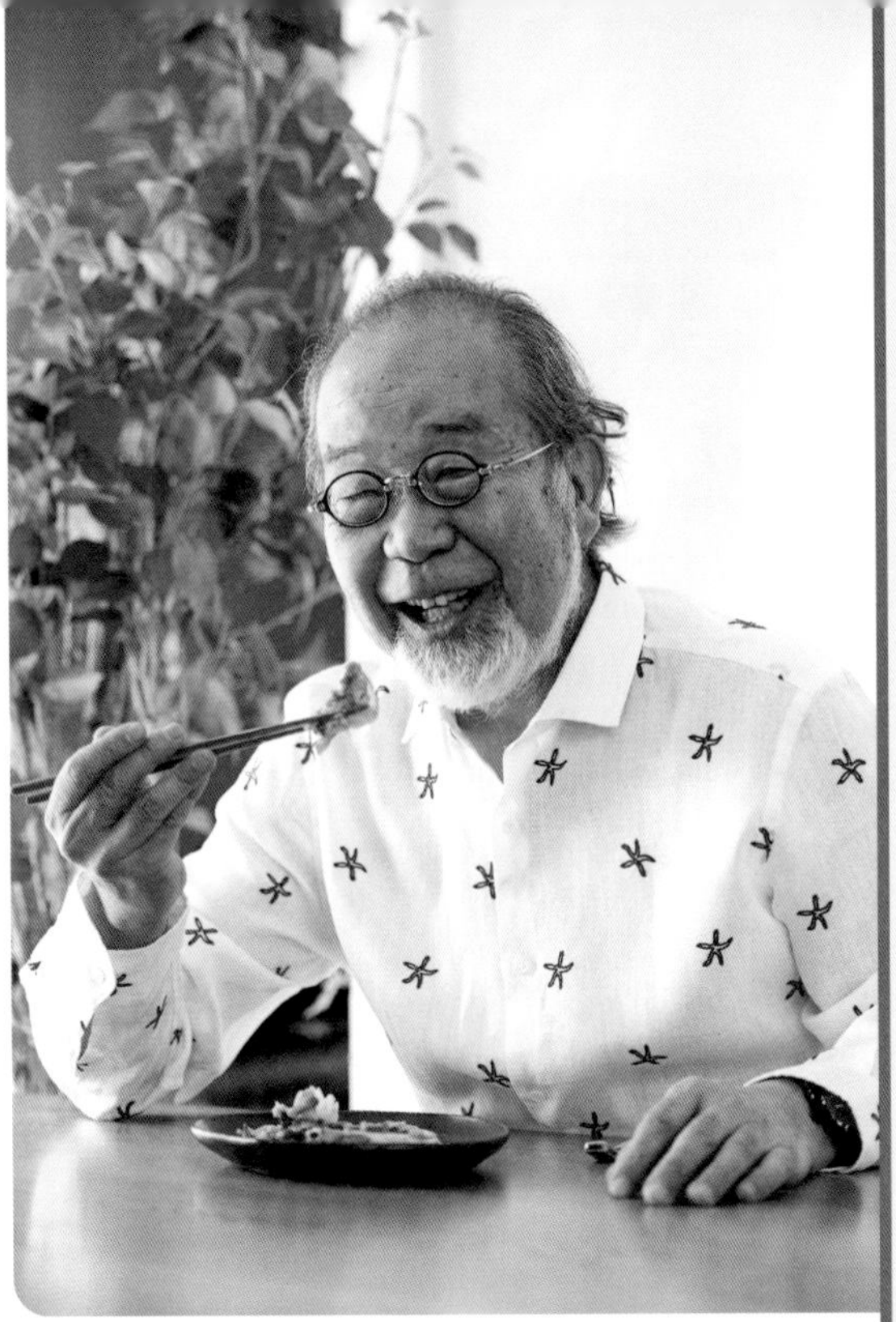

ここ数年、たんぱく質が注目されている。

たんぱく質は、様々なアミノ酸が結合した高分子化合物で、筋肉や臓器など体をつくるためにとても大切な物質だ。

年齢を重ねても、日々思いのままに出かけたり、好きなことをして楽しむためには筋肉が大切なのだが、筋肉量は20歳頃をピークとして年々低下していく。筋肉の衰えを食い止めるには、運動、そして筋肉の合成を助けるたんぱく質の摂取が欠かせない。

日本人は、とにかくたんぱく質が不足していると思ったほうがいい。高齢者だけでなく、若い人も中年も同様だ。しかも年々たんぱく質の平均摂取量は減ってきている。痩せたいために肉類を避ける傾向があったり、炭水化物が豊富なインスタント食品が普及したことが大きな原因だと考えられている。特に女性で過去に極端な食事制限をした人には、骨粗《そ》鬆《しょう》症や筋肉量が少なくなるサルコペニア（＝加齢性筋肉減少症）予備軍がとても多い。

1日に必要なたんぱく質の量

- 活発に活動する人
- これから「貯筋」したい（筋肉量を増やしたい）と思っている人

体重の数字 ×**1.2**g

- サルコペニア（加齢性筋肉減少症）をふせぎたいと思っている人
- 何歳になっても元気に歩きまわりたいと思っている人

体重の数字 ×**1.0**g

- 活発に活動しない人

体重の数字 ×**0.8**g

毎日の食事で心がけたいのは、簡単な調理や手軽に続けられる習慣で、必要なたんぱく質を摂り続けるということだ。名付けて「たん活」！

たんぱく質の必要量は、ライフスタイルによって違うのだが、あまり活発に活動をしない人が一日に必要とするたんぱく質の量は、体重1キロあたり0.8〜1.2グラム。体重50キロの人なら約50グラムになる。「貯筋《ちょきん》」したい人は60グラムは摂ってほしい。筋肉は絶えず合成と分解を続けているので、たんぱく質も一度にまとめて摂ればいいわけではなく、三食均等に摂り続けたほうがいい。特に夕食から時間がたっている朝食には欠かさず摂りたい。

こう聞くと、「朝から肉や魚なんて無理」と思われる人もいるだろう。肉や魚以外にもたんぱく質が豊富な食材はたくさんある。卵、豆腐、大豆など身近な高たんぱく食材のほか、食後の中性脂肪上昇を抑えるレジスタントたんぱくを豊富に含む高野豆腐はぜひ活用してほしい。粉状にした粉豆腐はひき肉料理のつなぎにも使えるし、ひと口大にカットしたものや細かい賽《さい》の目状のタイプは、煮ものや汁ものに入れるとすぐに食べられる。

この章では、たんぱく質の優等生食材を使った手軽なおかずを紹介するので「健康手抜きごはん」の基本として参考にしてほしい。

58ページに僕が実践しているこまめな「たん活」の例も紹介する。メインのおかずとして取り入れるだけでなく、小さなくふうを積み重ねてたんぱく質の摂取量を増やしている。

料理は手抜きでもいいけれど、「たん活」に手抜きは禁物。一度、朝昼晩の食事を見直して、摂取量が足りない人は、たんぱく質アップを考えてみよう。

たんぱく質を多く含む食品

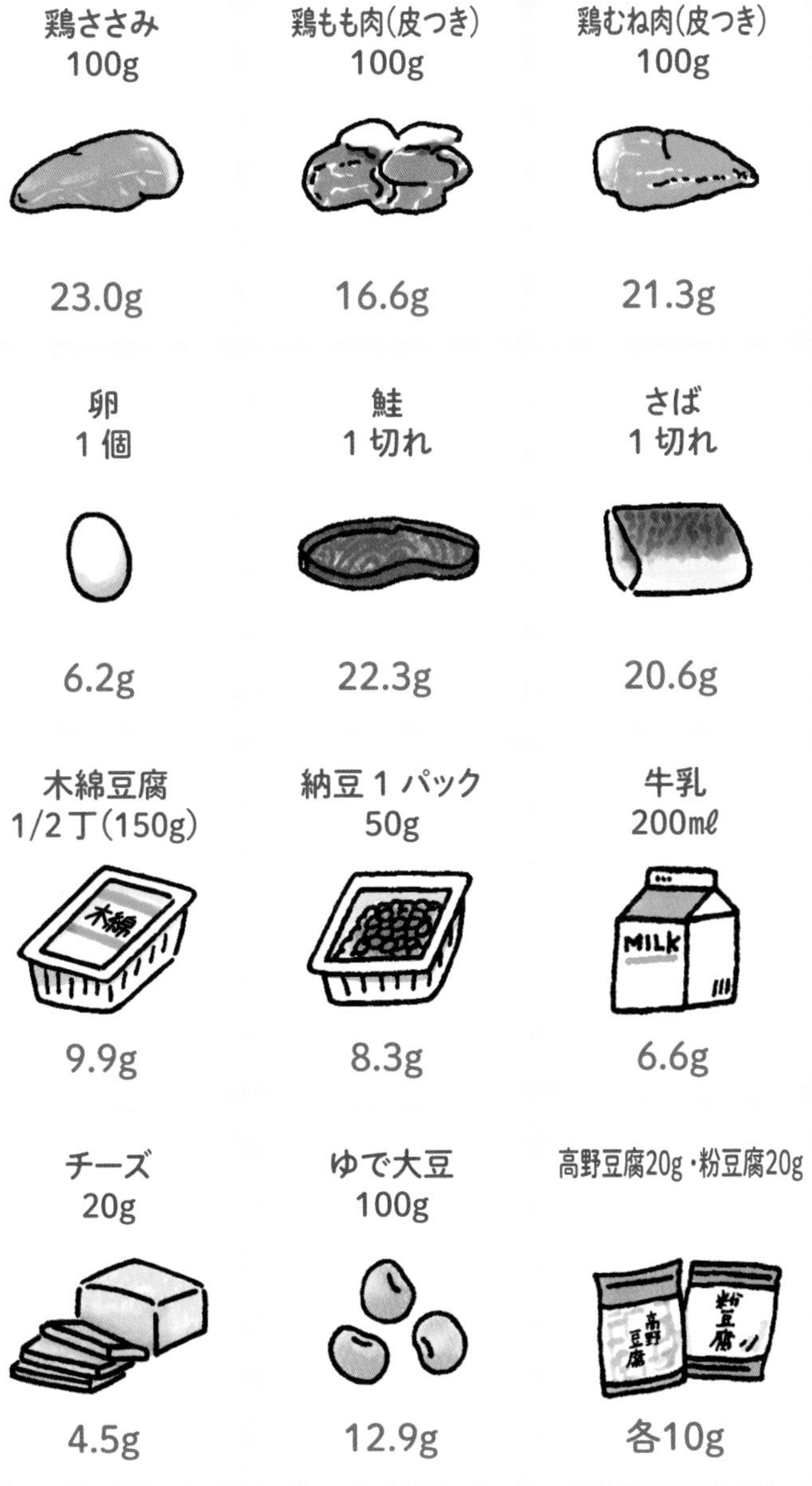

鎌田式「たん活」の応援団

僕がこまめにたんぱく質を摂るためにに愛用しているものをいくつか紹介しよう。手軽においしく「たんぱく質プラス」ができる。

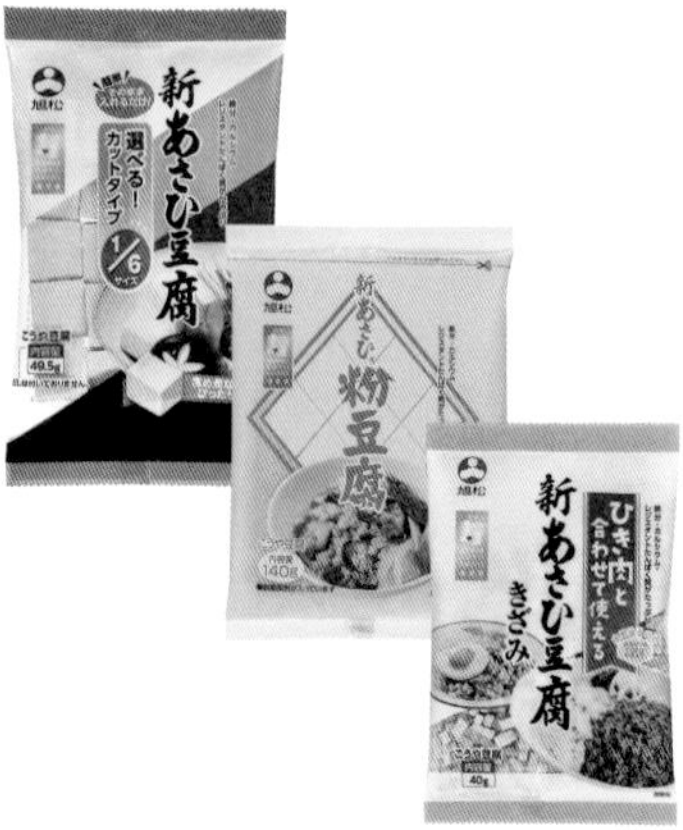

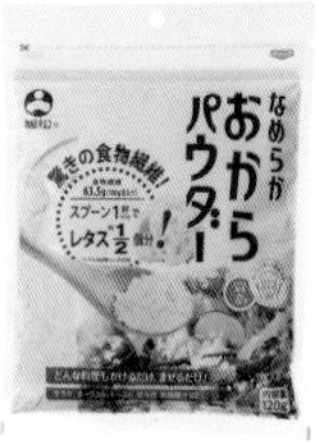

↑高野豆腐の製造過程からできるおからを加工。一般的な乾燥おからに比べて食物繊維が約 1.5 倍、糖質は約 1/4。スプーン1杯でレタス 1/2 個分の食物繊維を摂れる。「なめらかおからパウダー」／旭松食品　お客様相談室 TEL 0120-306-020

一つ目は、**おからパウダー**。どんな料理にもこれをかければ食物繊維がぐっと増える。サラダにも、チャーハンにも、煮ものにも合う。栄養価が高くなるだけでなく、おいしさもアップする。同様に、常温で長期保存ができて、使いたいときに使いたい量だけを手軽に使える大豆製品として粉豆腐、高野豆腐も大いに活用したい。肉に代わる食感があるので、ひき肉と粉豆腐を1対1の割合で混ぜればハンバーグのたねになる。

おからパウダーや高野豆腐、粉豆腐に含まれる大量のレジスタントたんぱくは、悪玉コレステロールや中性脂肪を減らし、血糖値も下げてくれる。僕の外来では脂質異常症（高脂血症）や糖尿病の治療の一環としても役立てている。

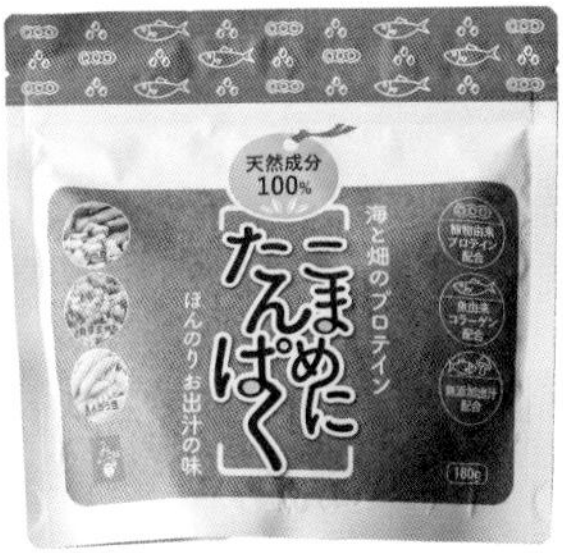

→アミノ酸スコア 100 の良質な植物性プロテイン。粉末状の和風だしタイプなので、チャーハン、パスタ、煮もの、炒めものなどにふりかけて、たんぱく質をプラスすることができる。「こまめにたんぱく」（180g）¥2300＋税／漢方みず堂　TEL 0120-57-1788

→独自製法により、一般的な高野豆腐よりもナトリウムが 95%少なく、カリウムを多く含み、鉄分・カルシウム・レジスタントたんぱくをたっぷり含みます。（左から）ひと口サイズにカットしてある「新あさひ豆腐 1/6 サイズ 49.5g」、粉末状の「新あさひ粉豆腐 140g」、汁ものの トッピングとしても使える「新あさひ豆腐きざみ」／旭松食品　お客様相談室 TEL 0120-306-020

二つ目は、市販されている**プロテイン強化食品**。スーパーやコンビニで売っているヨーグルトや飲むヨーグルト、牛乳などにも、最近は「プロテイン強化」と銘打ったものが出てきている。日常的によく食べる食品を、こういったものに置き換えるだけで簡単に「たん活」ができる。

三つ目に、僕がアイデアを提供した**「こまめにたんぱく」**を紹介したい。「がんばらない健康長寿実践塾」を一緒に運営している佐賀県の株式会社ミズ・溝上薬局が開発した、ソラマメやえんどう豆、発芽玄米など１００％天然成分の和風だし風味の植物性プロテインで、どんな料理もおいしく仕上がる。小さじ1杯分を食事のたびに加えるだけで、一日のたんぱく質摂取量が12グラム増えるのだからありがたい。卵と一緒にお粥に入れると、和風リゾットという趣になって味わい深い。手軽に使えて、かつ「貯筋」ができる。

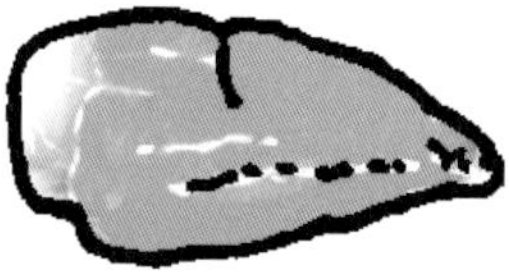

鶏むね肉

高たんぱく食材の代表が鶏肉。むね肉(皮つき)は100グラムあたり21.3グラムのたんぱく質を含みます。必須アミノ酸のバランスがとてもいいし、ビタミンA、B、Kなども含まれています。鶏肉の手抜き料理は、ぜひレパートリーに加えてたんぱく質を補給して下さい。

鶏黒酢

さっぱりした鶏むね肉と黒酢がよく合います。鶏肉に片栗粉をまぶしてレンジ加熱後、すぐに味をつけ、パプリカやなすなど冷凍グリル野菜ミックスと和え、鶏肉の熱で野菜を解凍させます。

269kcal (1人分)	
たんぱく質	32.5g
脂　　質	8.9g
塩　　分	0.8g

材料 (1人分)

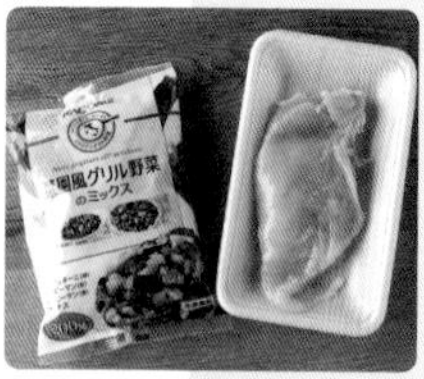

鶏むね肉……………150g
片栗粉………………大さじ1
冷凍グリル野菜ミックス
……………100g
黒酢 ………………大さじ2
めんつゆ (2倍希釈)
………大さじ1/2

作り方

ラップあり
加熱

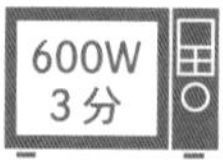

① 鶏むね肉はひと口大に切って片栗粉をまぶし耐熱容器に入れ、ラップをして電子レンジ(600W)で3分加熱する。

② 熱いうちに黒酢、めんつゆ、冷凍グリル野菜ミックスと和える。

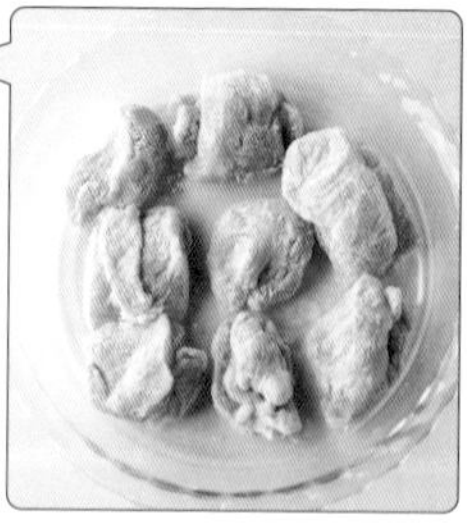

鶏肉は均等に熱が入るように、なるべく重ならないように並べる

※60～78ページの材料欄の写真にある食材は撮影用に購入したものです。お近くのスーパー、食料品店で手に入るものをご利用ください。

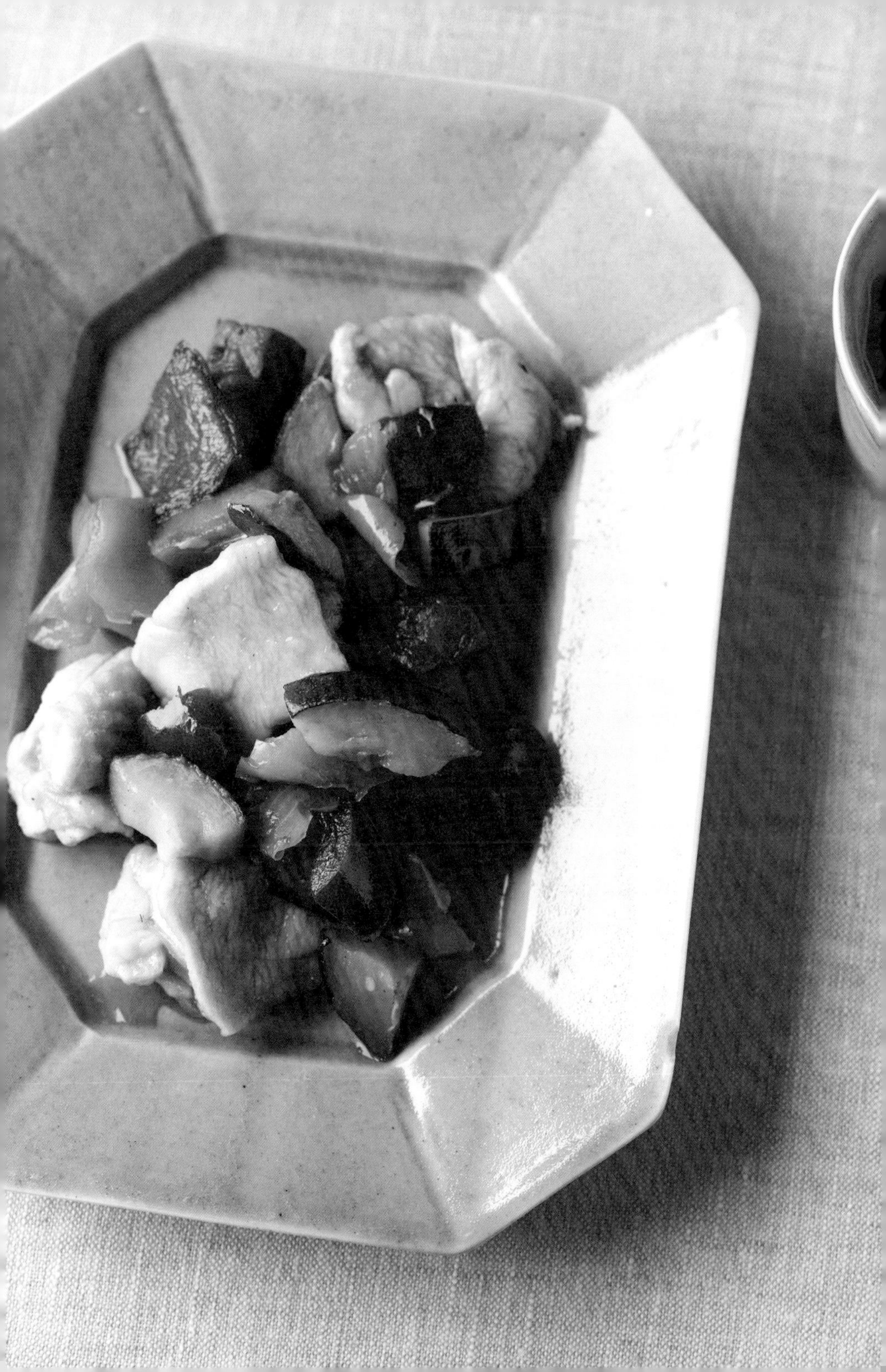

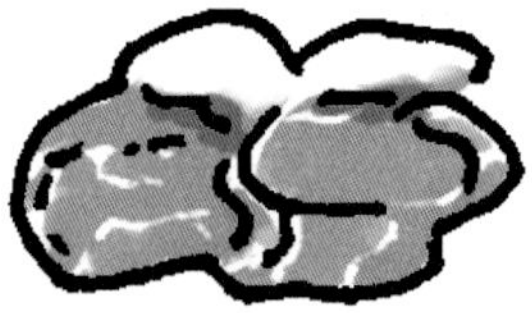

鶏もも肉

鶏もも肉（皮つき）は100グラムあたりたんぱく質16.6グラムを含みます。カリウムが豊富なので血圧を下げる効果が期待できます。また亜鉛も含まれているので、新陳代謝がよくなり、細胞の若返りをサポートしてくれます。ひと口大にカット済みのパックもあるから、料理に取り入れやすいですね。

鶏肉と白菜の重ね煮

材料はすべてひと口大に切って、蒸し煮にするだけ。鶏も野菜も旨みが引き立ち、滋味あふれるスープもおいしい。弱火でじっくり時間をかけて加熱するのがポイント。

175kcal（1人分）	
たんぱく質	13.6g
脂　　質	11.2g
塩　　分	2.6g

材料（2人分）

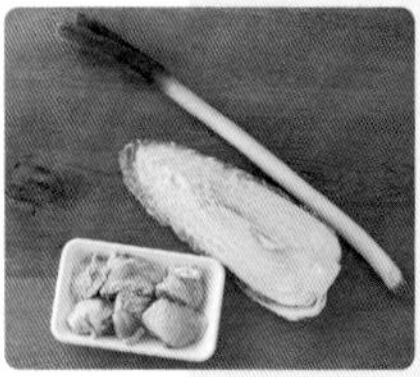

鶏もも肉……………………160g
白菜…………………………160g
長ねぎ…………………1/2本
水……………………大さじ2
塩……………………小さじ1
黒こしょう………………少々

作り方

① 鶏もも肉はひと口大に切って塩をもみ込む（ひと口大に切ってあるものを利用しても可）。白菜はざく切り、長ねぎは1cm幅の斜め切りにする。

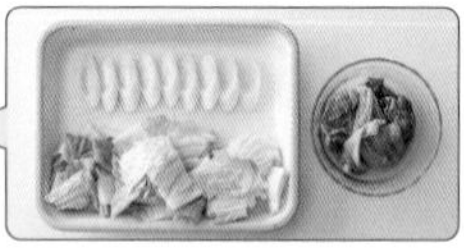

野菜は、火が通りやすいようにひと口大に切る

② 直径20cmのフライパンまたは厚手の鍋に白菜と長ねぎを敷き詰めて、鶏もも肉を上にのせて水を入れる。ふたをして弱火で30分加熱し、仕上げに黒こしょうをふる。

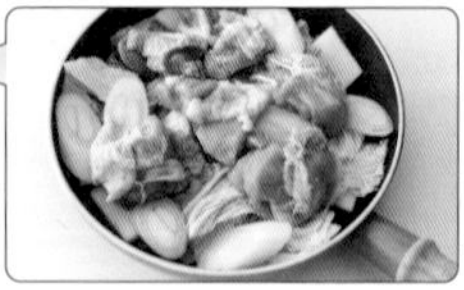

鶏肉を上にのせて蒸し煮にすると肉の旨みが野菜にしみておいしい

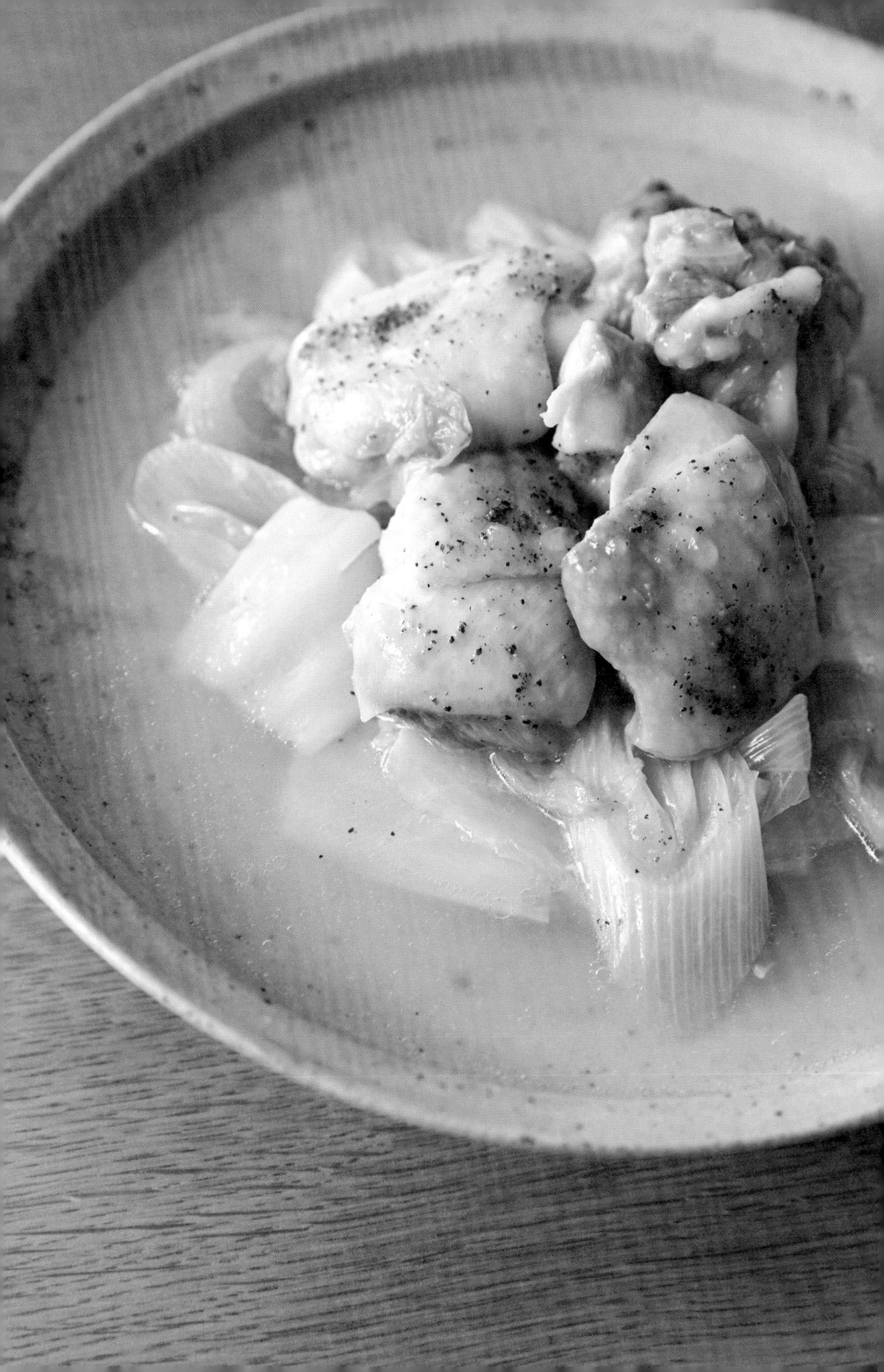

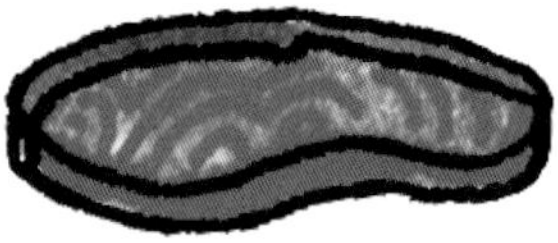

鮭

魚類には消化されやすい良質なたんぱく質が含まれています。鮭は高たんぱくで低脂肪、コラーゲンを豊富に含む白身魚の中でも、たんぱく質量が高い食材です。赤い色素、アスタキサンチンはビタミンCの 6000 倍の抗酸化力を持ちます。切り身で手に入りやすい鮭はどんどん食べましょう。

鮭と野菜のバター蒸し

鮭と野菜を耐熱性の皿にのせて、電子レンジで加熱。包丁いらず、洗いものも最小限の手抜きおかず。バターとにんにく風味に和風ドレッシングが好相性。

259kcal（1人分）	
たんぱく質	23.0g
脂　　質	14.8g
塩　　分	0.8g

材料（1人分）

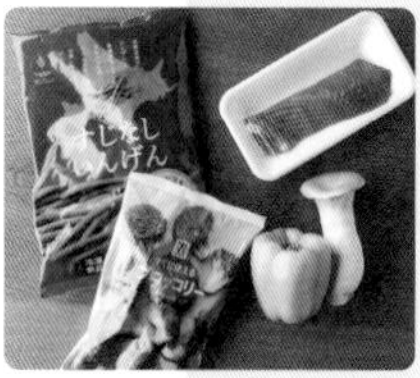

鮭……………………………1 切れ（100g）
野菜やきのこなど（冷凍でも残りものでもよい）
……………………100g
おろしにんにく（チューブ）……………1cm
バター……………………………………10g
水……………………………………大さじ 1
ノンオイル和風ドレッシング……小さじ 1

作り方

ラップあり
加熱

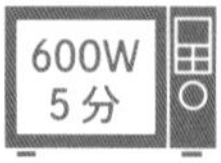

① ドレッシング以外の材料を耐熱容器に盛り、ラップをして電子レンジ（600W）で 5 分加熱する。

② ドレッシングをまわしかける。

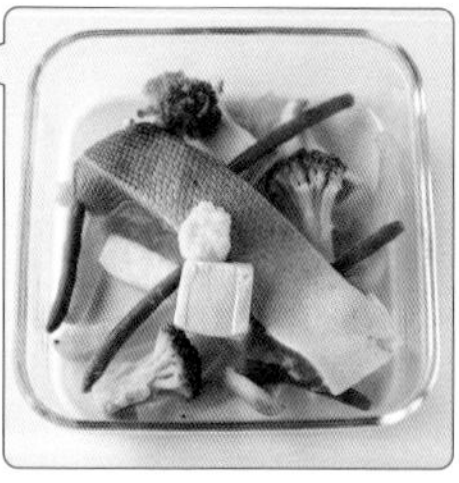

野菜をなるべく重ならないように敷き詰めたところに鮭をのせ、いちばん上にバターとにんにくをのせる

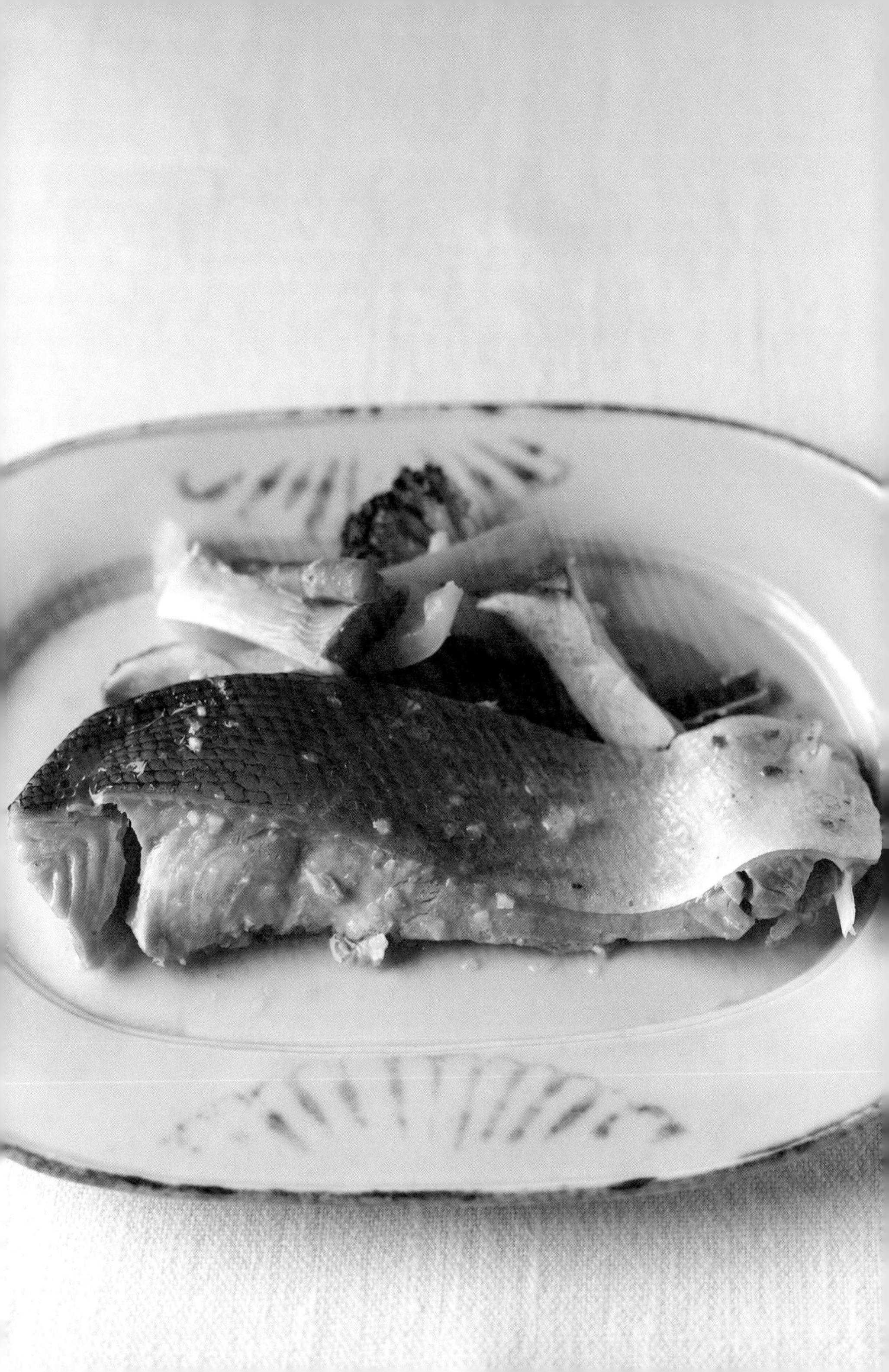

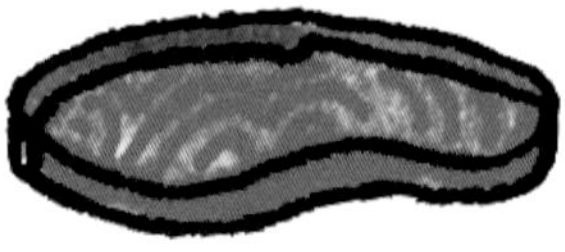

鮭

鮭缶とめかぶの崩し豆腐

火を使いたくない、という日のたんぱく質おかずにどうぞ。鮭缶は、チャーハンや炊き込みごはんの具として入れると糖質過多になるのを防ぎ、たんぱく質アップになります。

361kcal（1人分）	
たんぱく質	33.0g
脂　　質	20.3g
塩　　分	2.1g

材料（1人分）

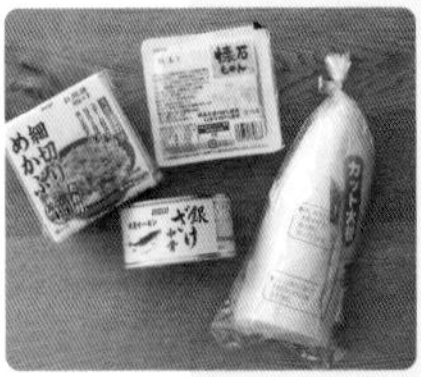

木綿豆腐……………… 200g
鮭缶…………… 1/2缶(90g)
めかぶ……………… 1パック
大根おろし……………… 75g
大葉…………………… 1枚

ドレッシング
ぽん酢……………… 大さじ1
えごま油……………… 小さじ1

作り方

① 木綿豆腐はキッチンペーパーに包んで軽く水切りをし、手で大きく割って皿に盛り、崩した鮭缶の中身・めかぶ・大根おろしをのせる。

② ドレッシングの材料を混ぜ合わせて、①にかける。仕上げにせん切りにした大葉をあしらう。

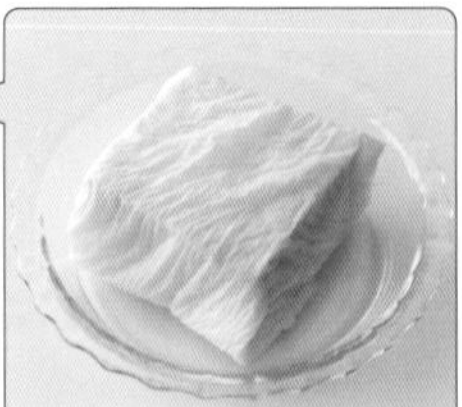

豆腐はキッチンペーパーに包んでしばらく置き、軽く水切りして使うと味が薄くならない

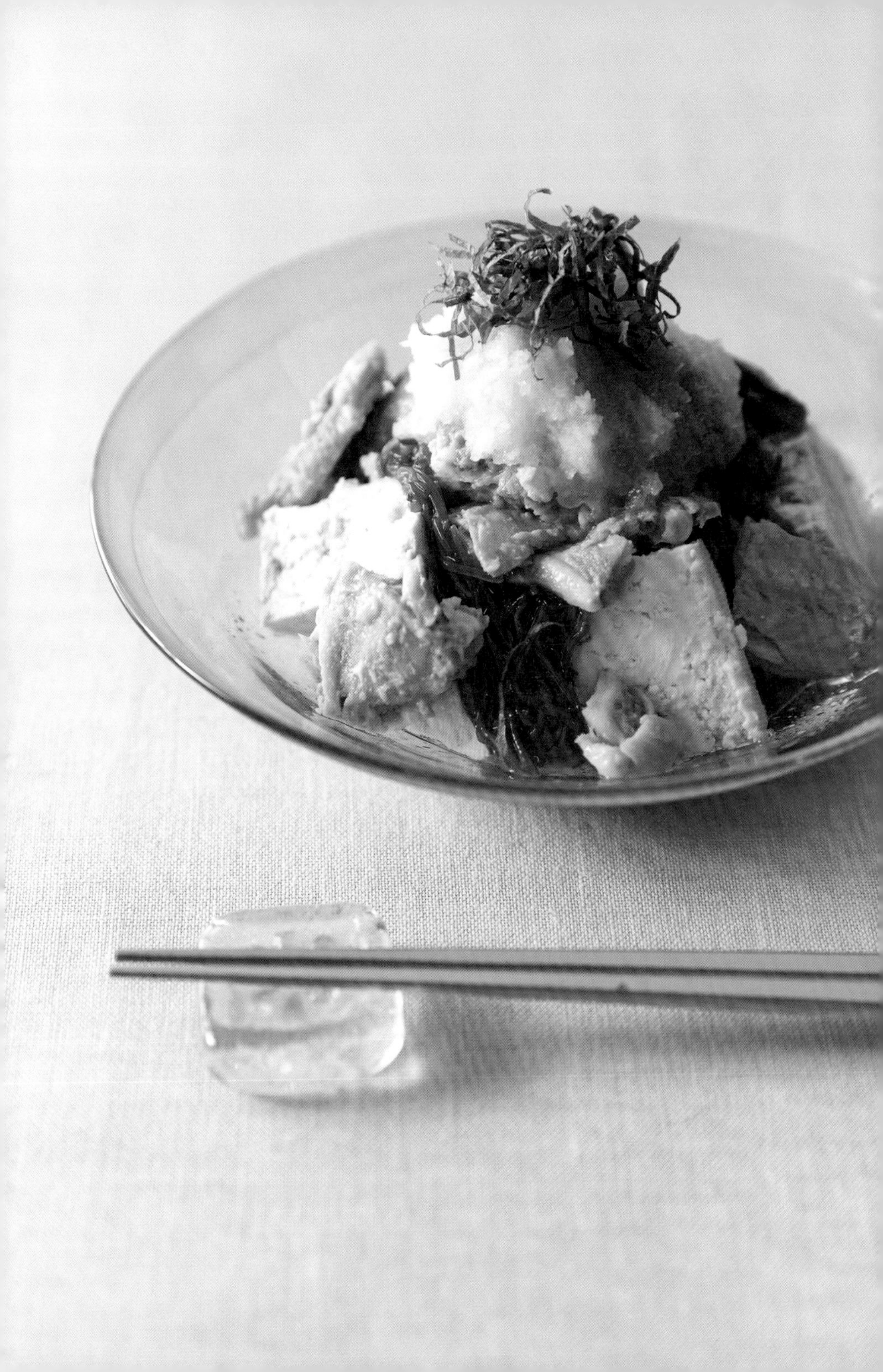

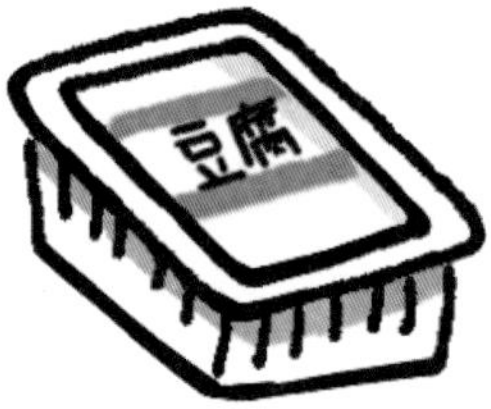

豆腐

豆腐のたんぱく質は、血圧、コレステロールを下げる良質なたんぱく質。アンチエイジングが期待できる大豆イソフラボンやビタミンE、骨をつくるカルシウム、マグネシウム、カリウム、鉄、亜鉛も豊富に含んでいます。

エビチリ豆腐

市販の冷凍エビチリソースに豆腐をプラスして、たんぱく質アップ。調味料は足さずに、にんにくの香りを効かせるだけ。マイルドな味に。

356kcal（1人分）	
たんぱく質	18.4g
脂　　質	21.6g
塩　　分	2.8g

材料（1人分）

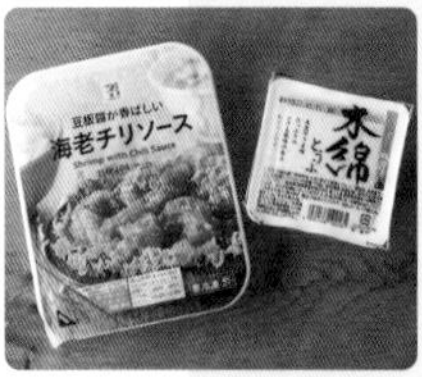

豆腐……………………1パック
おろしにんにく（チューブ）
…………………0.5cm
冷凍刻みねぎ……………20g
ごま油………………小さじ1
冷凍エビチリソース
…………1パック（150g）

作り方

① 豆腐は食べやすい大きさに切る。

② フライパンを熱し、ごま油とおろしにんにく、冷凍刻みねぎを入れて少し炒めたら冷凍エビチリソースを加える。

③ ②が温まったら豆腐を加えて味をなじませる。

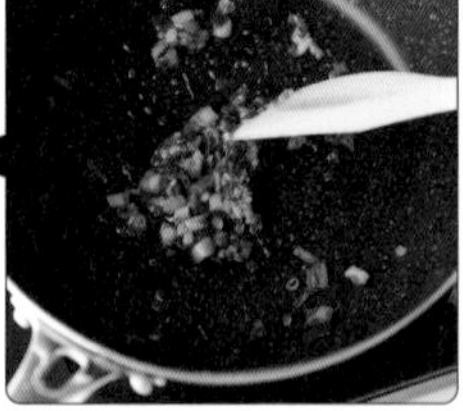

ごま油でおろしにんにくと冷凍刻みねぎを炒め、香りをたてる

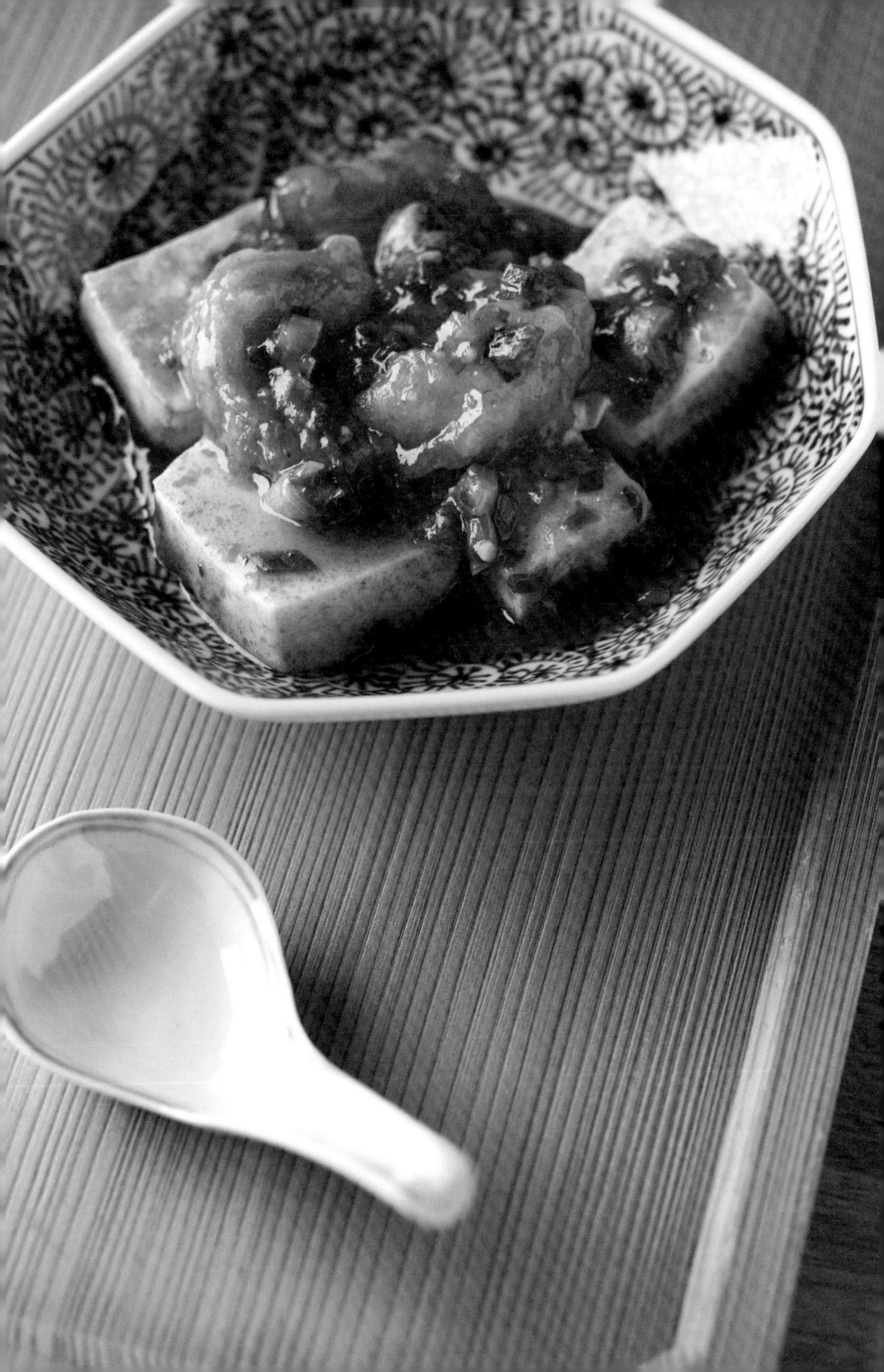

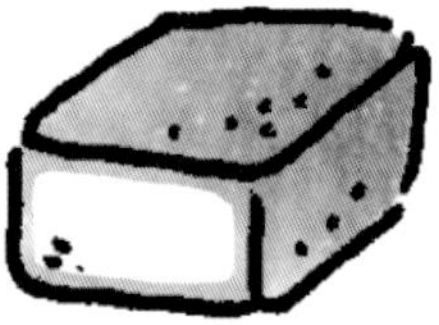

厚揚げ

厚揚げは、豆腐よりも食べ応えがあるし、鉄やカルシウムが豆腐の3倍近く含まれているので、ダイエットにも向いています。軽く焼いてもいいし、炒めものとしても使いやすいし、みそ汁の具にしてもいいですね。豆腐と同様、いろいろな味に合うので、定番食材としておすすめです。

厚揚げの もやし麻婆あんかけ

193kcal（1人分）	
たんぱく質	12.2g
脂　質	12.5g
塩　分	1.3g

肉、野菜、調味料を混ぜて、厚揚げの上にこんもりと盛り、電子レンジで加熱するだけ。手軽にできる麻婆あんは、ごはんにのせてどんぶり風にしてもいい。

材料（2人分）

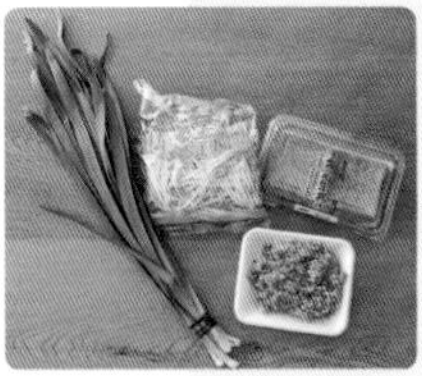

- 厚揚げ……………………100g
- 豚ひき肉…………………60g
- もやし……………………50g
- ニラ………………………20g
- A
  - カット長ねぎ…………大さじ1
  - 焼肉のたれ……………大さじ2
  - 酢………………………小さじ1
  - ラー油…………………小さじ1
  - 片栗粉…………………小さじ1/2
- 白ごま……………………少々

作り方

ラップなし加熱

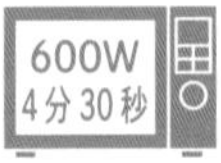

① ニラは3cmほどの長さに切る。

② ボウルに豚ひき肉とAを入れてよく混ぜる。もやしとニラも加えて全体を軽く混ぜる。

③ 耐熱皿に厚揚げを盛り、②の肉だねをのせる。ラップなしで電子レンジ（600w）で4分30秒加熱する。取り出してすばやくラップをして3分ほど余熱で蒸らし、仕上げに白ごまをふりかける。

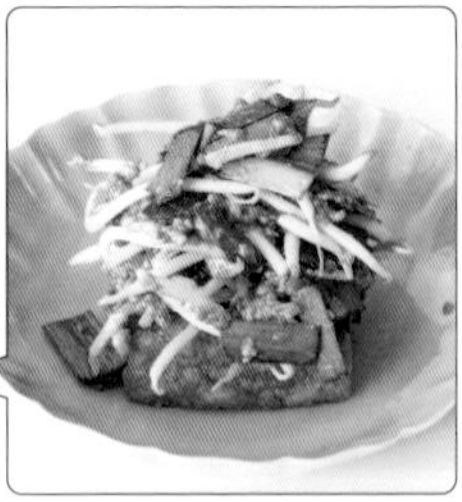

豚ひき肉と野菜、調味料を厚揚げの上に盛って、電子レンジで加熱する

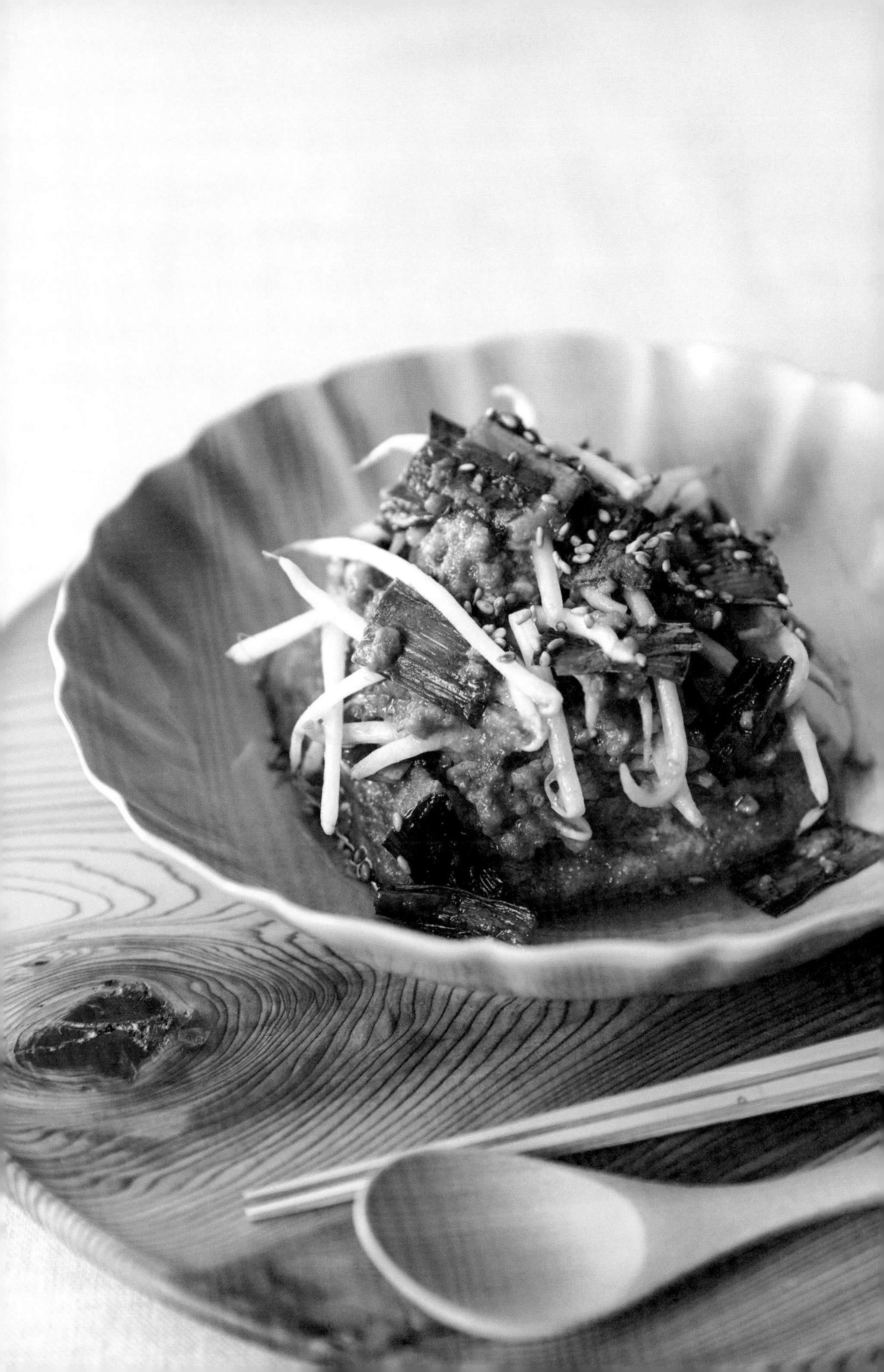

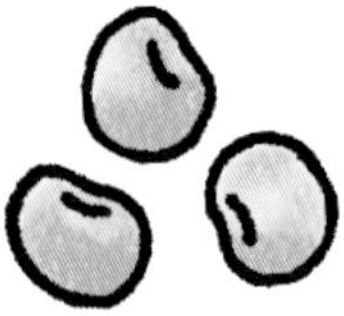

大豆

大豆のたんぱく質も、卵や牛乳と並んでアミノ酸スコアが最高ランク。肉や魚ばかりでなく植物性たんぱく質をバランスよく摂りたい。少量のパックや缶詰もよく見かけます。食材不足の日のためにストックしておくと安心ですね。

大豆ソテー

大豆は無理にメインの食材として使おうとせずに、作り慣れた炒めものや汁ものに加えるのを習慣にすると摂取量を増やせます。味わいも深くなり、栄養バランスもアップ。

246kcal（1人分）	
たんぱく質	19.4g
脂　　質	10.6g
塩　　分	0.8g

材料（1人分）

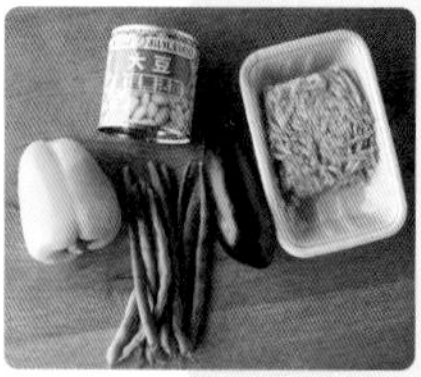

ゆで大豆……………… 100g
片栗粉………………小さじ1
鶏ひき肉……………… 100g
なす……………………1本
パプリカ………………50g
いんげん………………50g
めんつゆ（2倍希釈）…大さじ1
みりん…………………大さじ1
サラダ油……………小さじ1
一味……………………少々

作り方

① ゆで大豆に片栗粉をまぶす。

② なすは半月切りに、パプリカは細切りに、いんげんは食べやすい長さに切る。

③ フライパンにサラダ油を熱し鶏ひき肉、①の大豆、②のなすとパプリカ、いんげんを入れて炒め、めんつゆとみりんで味をつけ、一味をふる。

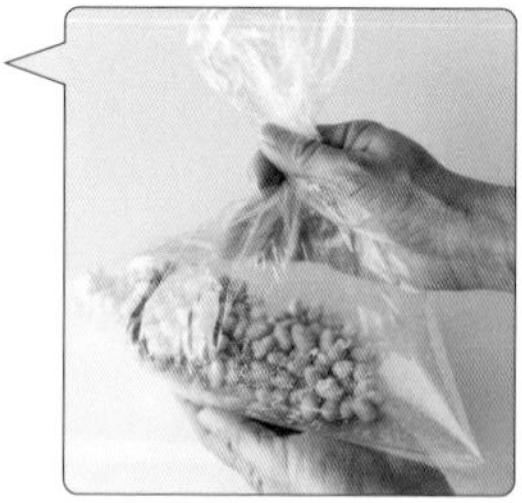

ポリ袋にゆで大豆と片栗粉を入れ、上のほうをねじっておさえてふる。均等に片栗粉をまぶすことで、淡白な大豆に味がよくからむ

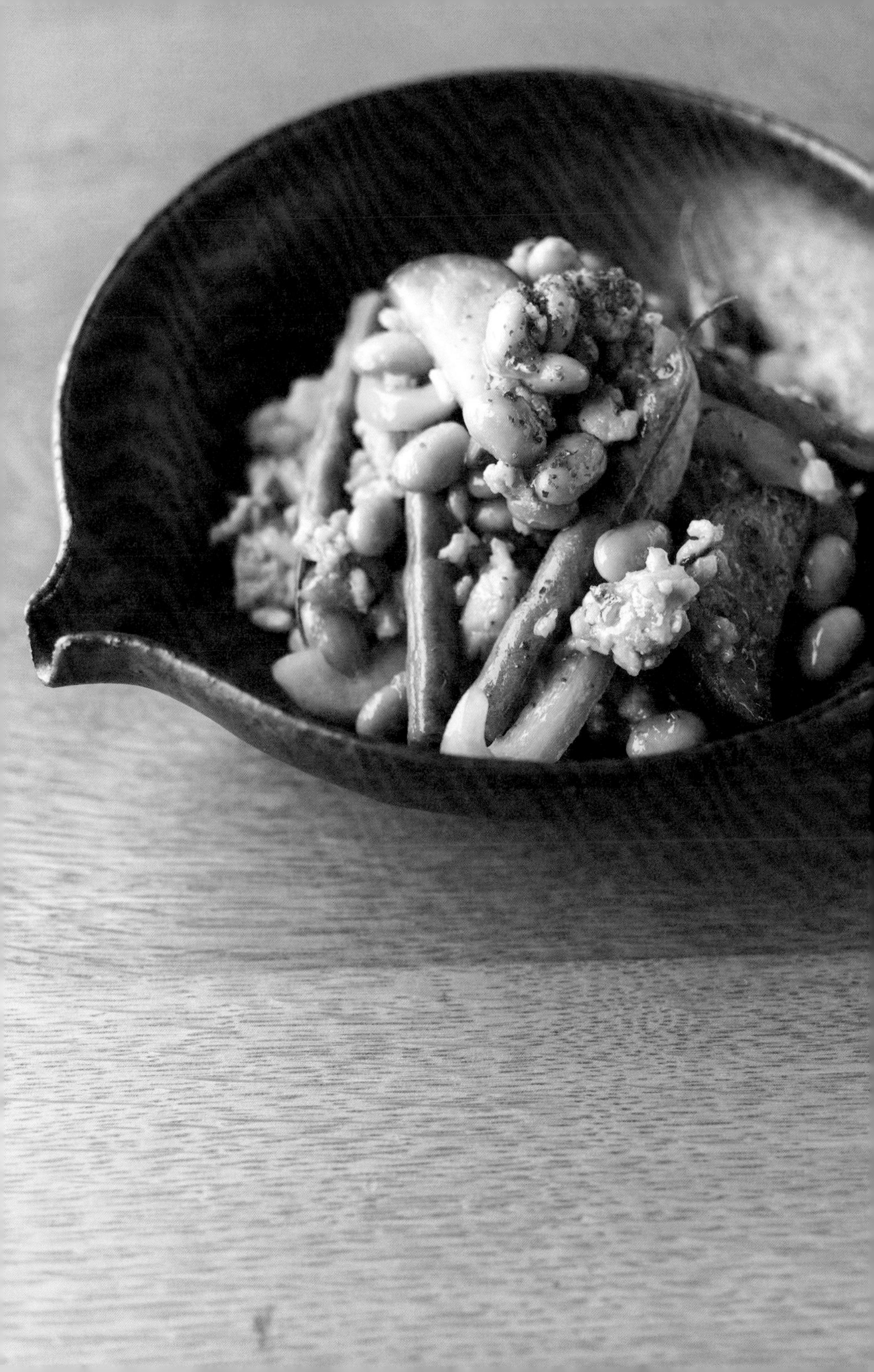

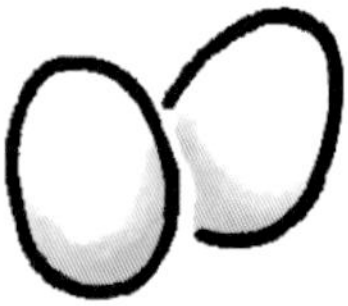

卵

卵は低糖質で高たんぱく。各種ビタミンも豊富に含まれ、「貯筋」をしていく上で、理想的な食材です。卵に含まれるコリンは、脳血液関門を通過できるので脳細胞に達して、認知機能の低下を防ぐ可能性があります。1日3個食べても大丈夫。

コンビーフとキャベツのスクランブルエッグ

455kcal（1人分）	
たんぱく質	29.6g
脂　　質	33.9g
塩　　分	2.1g

チーズ、フライドオニオン、マヨネーズでしっかりとコクをだした卵を電子レンジ加熱。せん切りキャベツも入れるので、食物繊維も摂れます。

材料（2人分）

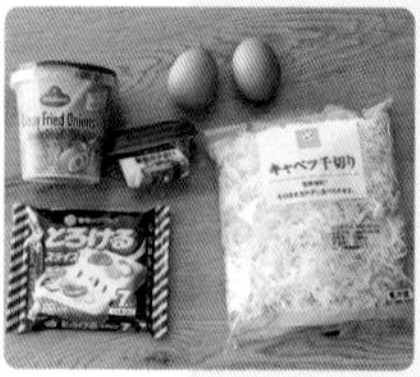

- 卵……2個
- スライスチーズ……1枚
- A
  - コンビーフ……1/2缶
  - せん切りキャベツ……50g
  - フライドオニオン（30ページ参照）……大さじ1
  - マヨネーズ……大さじ1
- こしょう……少々
- 小ねぎ……少々

作り方

① 耐熱容器に卵を割り入れ、スライスチーズをちぎって加える。Aをすべて入れよく混ぜ合わせる。

ラップなし
加熱

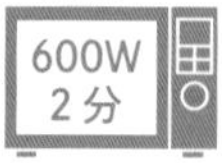

② ラップなしで電子レンジ（600w）で2分加熱する。取り出して手早くかき混ぜ、ラップをして2分ほどおき余熱で卵を半熟状にする。

③ ②を器に盛って小ねぎを散らし、こしょうをふる。

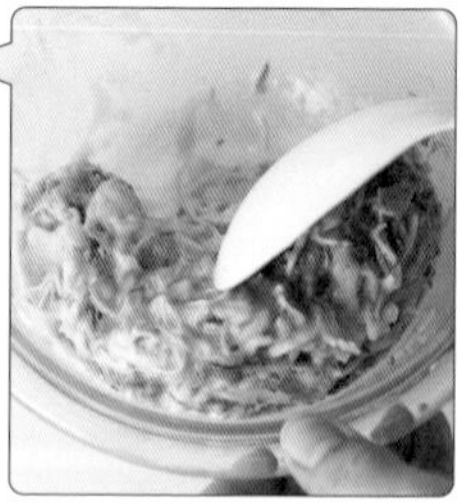

卵がまだ少しかたまっていなくらいで電子レンジから出し、全体にかき混ぜて余熱で半熟状にするのが、やわらかく仕上げるコツ

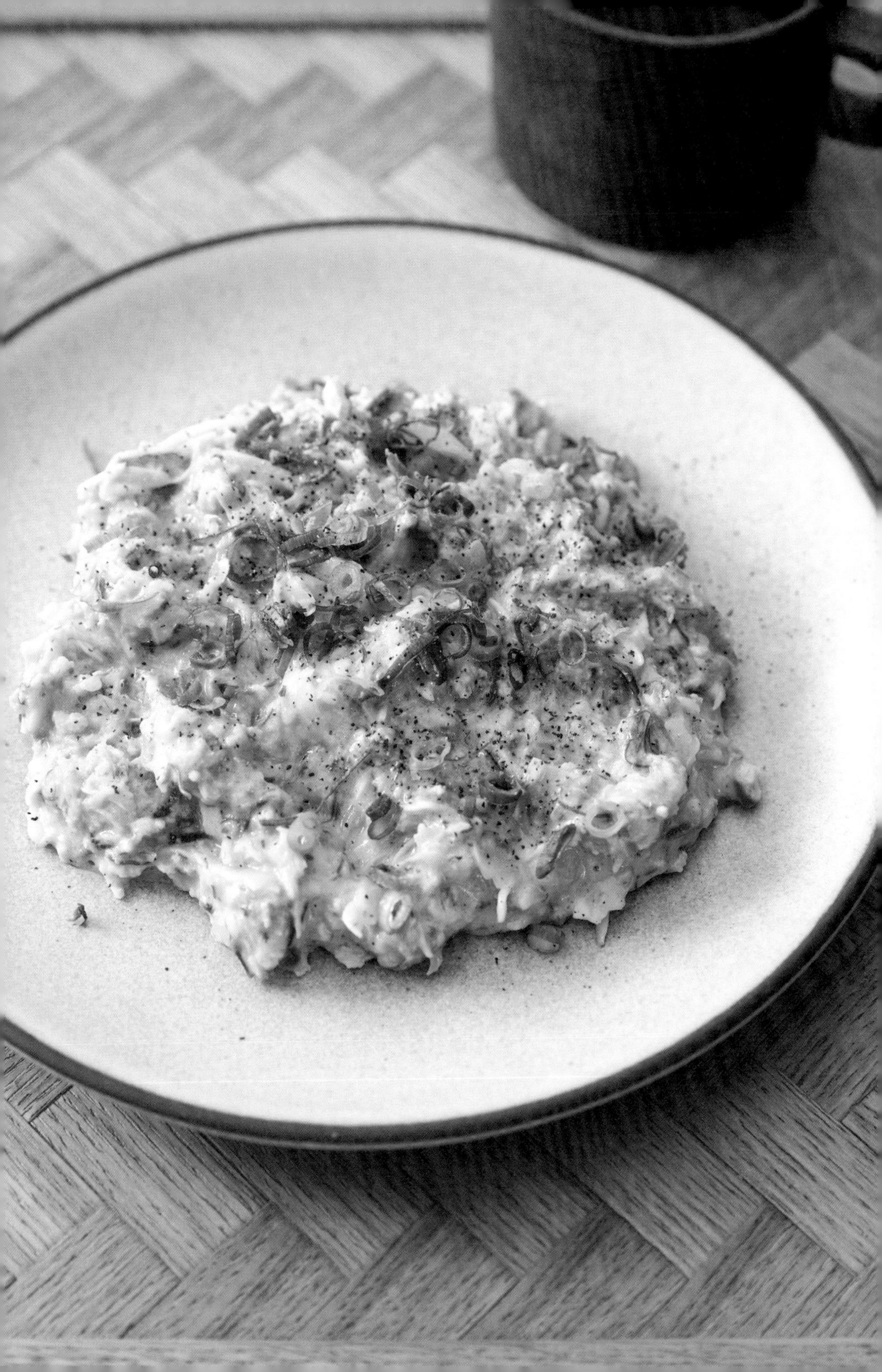

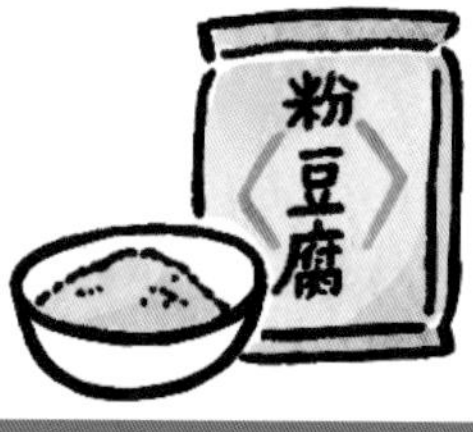

粉豆腐

食後の中性脂肪上昇をおさえるレジスタントたんぱくを豊富に含む高野豆腐。これを粉状にした粉豆腐は本当に使い勝手がいいです。調味料のように炒めものや煮ものに加えたり、ひき肉料理のつなぎにしたり、どんどん活用しましょう。

粉豆腐のミルク煮

粉豆腐は和風の煮ものに限らず、洋風のミルク煮にしてもおいしい。牛乳を入れたら汁気がなくなるまで煮詰め、卵を加えて仕上げる。野菜はほかの青菜でもいい。

323kcal（1人分）	
たんぱく質	26.2g
脂　　質	18.2g
塩　　分	1.7g

材料（1人分）

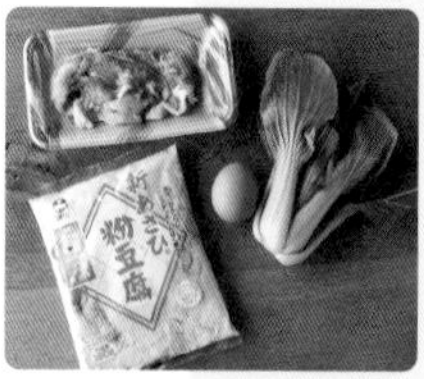

粉豆腐……………大さじ4
鶏もも肉…………………120g
チンゲン菜………………1株
鶏ガラスープの素…小さじ1
水………………………100cc
牛乳……………………100cc
めんつゆ（2倍希釈）…大さじ1
卵………………………1個

作り方

① 鶏もも肉は細切りにする。チンゲン菜はざく切りにする。

② フライパンに①の鶏もも肉とチンゲン菜、水と鶏ガラスープの素を入れて煮る。

③ 牛乳、粉豆腐、めんつゆを加えて汁気がなくなるまで煮詰める。最後に卵を溶いてまわし入れる。

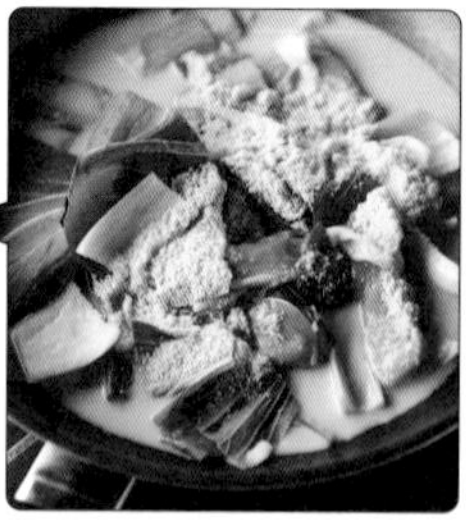

最初はこのくらい汁気がある状態から、ほとんど汁気がなくなり粉豆腐が具にからむまでコトコトと煮詰める

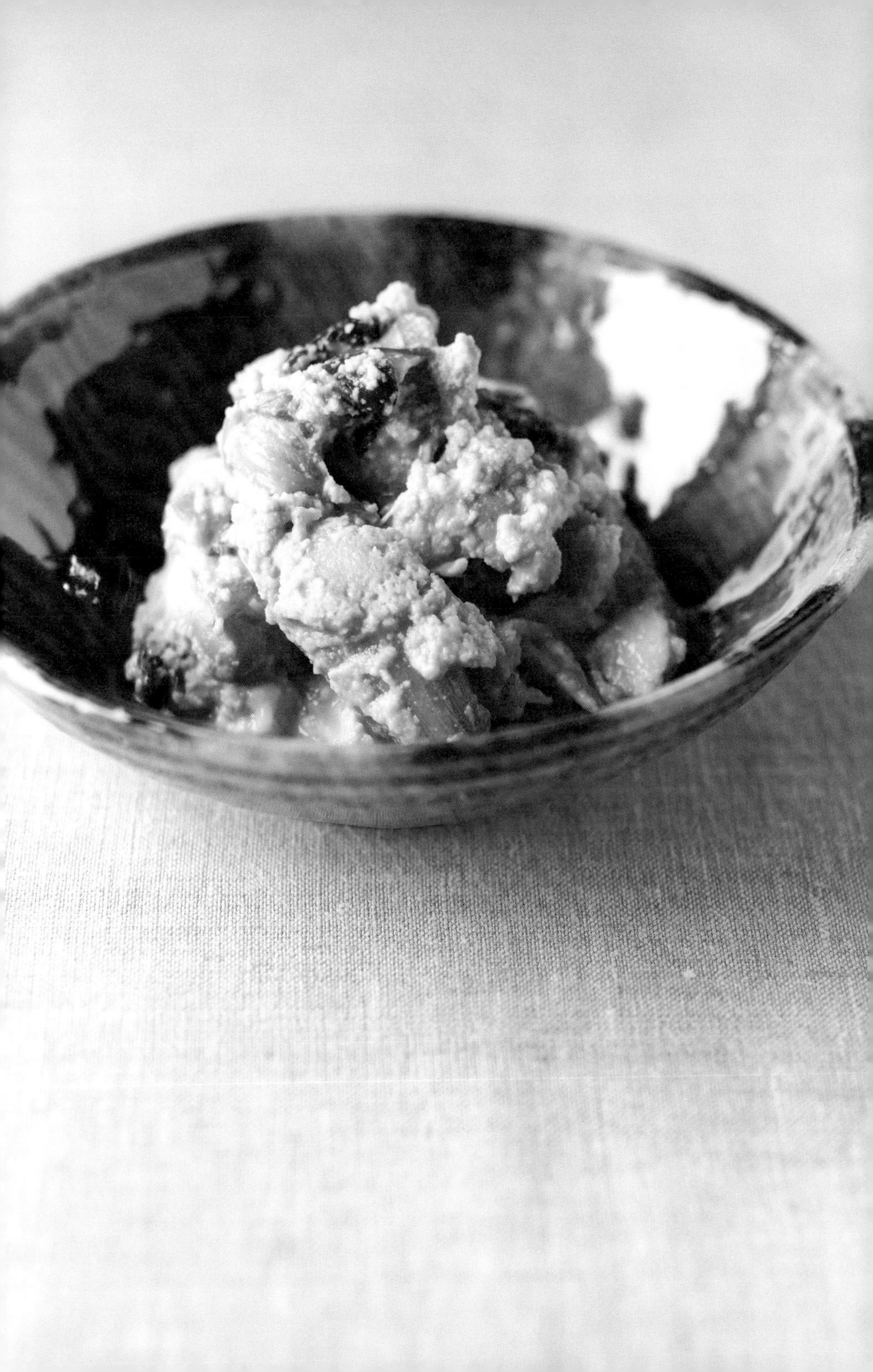

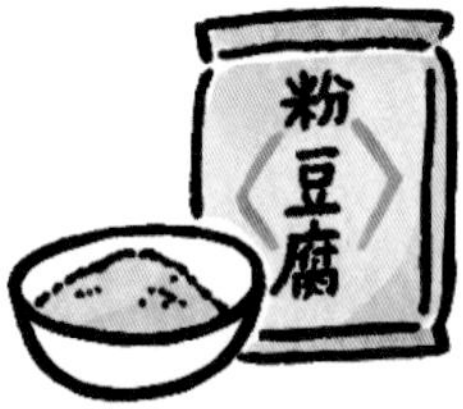

粉豆腐

ごぼう入り鶏つくね なめたけソース

380kcal（1人分）	
たんぱく質	21.9g
脂　質	28.1g
塩　分	1.2g

粉豆腐をつなぎとして加えることで、つくねの生地がまとまりやすく、できあがりはしっとりとした口当たりに。電子レンジ加熱で、やわらかく仕上がります。

材料（1人分）

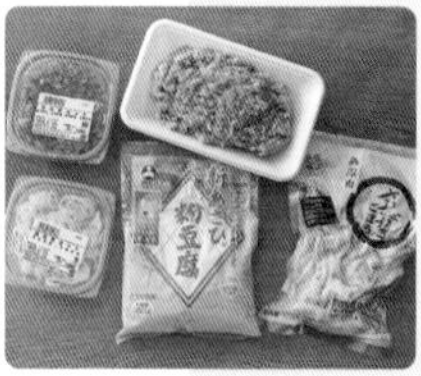

つくね

A
- 鶏ひき肉（もも）………100g
- カットごぼう…………20g
- 粉豆腐……………大さじ1
- カット長ねぎ………大さじ1
- おろししょうが（チューブ）…………………………1cm
- マヨネーズ………大さじ1

なめたけソース

B
- なめたけ（瓶詰）………大さじ2
- 水……………………大さじ1
- ごま油……………小さじ1/2

- カット小ねぎ……………少々
- 炒りごま…………………少々

作り方

① Aの材料を混ぜ合わせてよくこね、2等分して小判型に成型する。

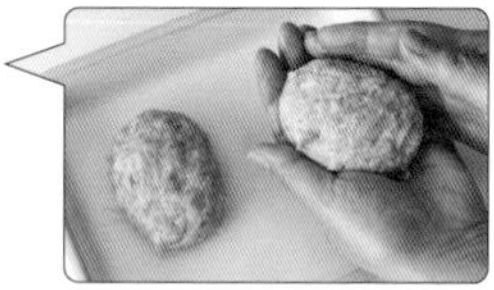
2等分した肉だねをきれいな小判型にする

② Bを混ぜ合わせる。

③ 耐熱容器の両端につくねを置いて②のなめたけソースをかける。

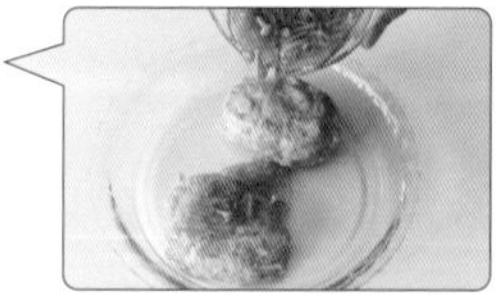
耐熱容器に2つを離して並べ、ソースをかける

ラップなし加熱

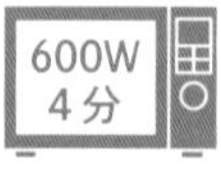

④ ラップなしで電子レンジ（600w）で4分加熱する。仕上げに小ねぎと炒りごまをかける。

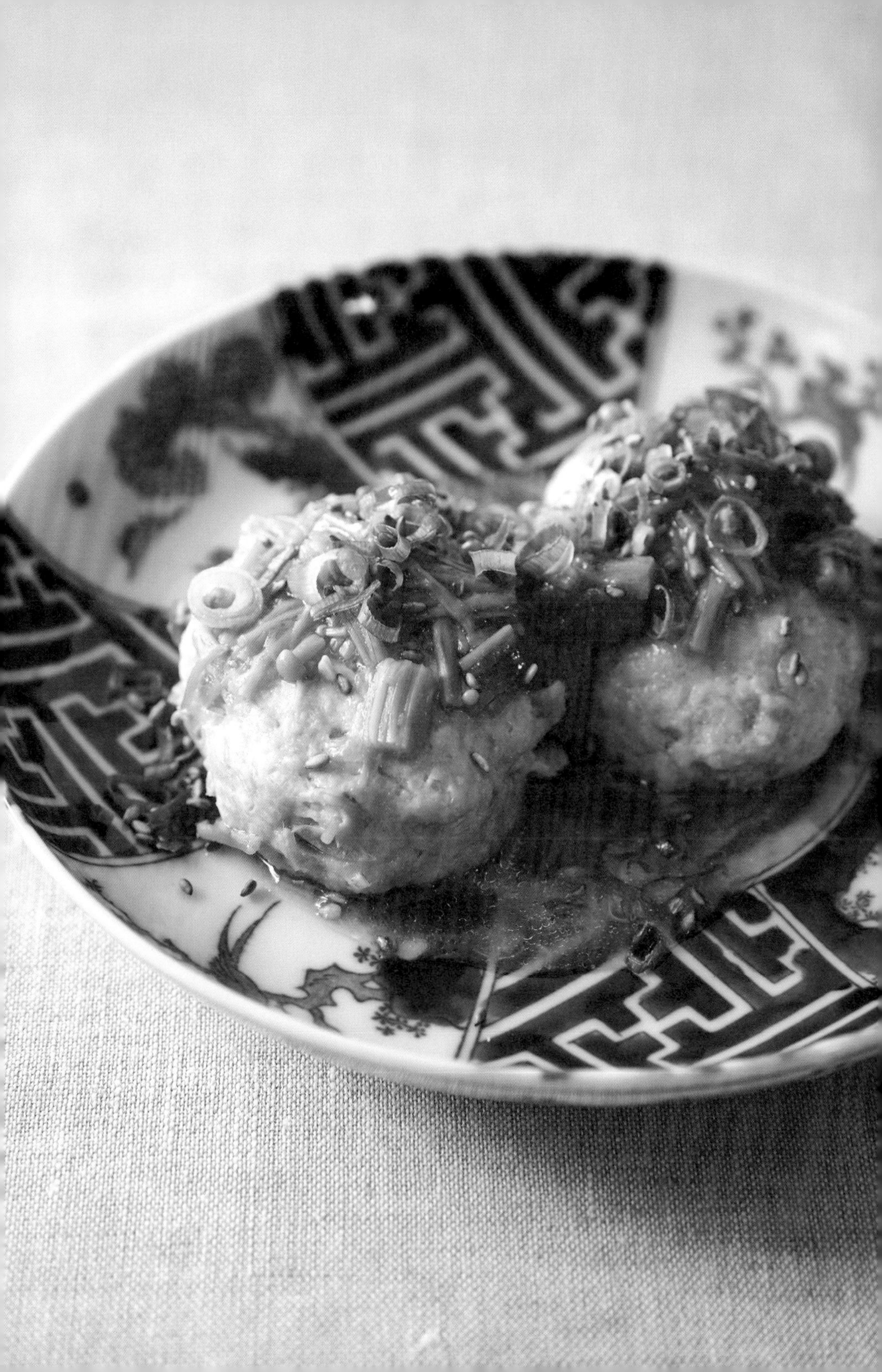

第4章

手抜き一品ごはん・麺

ヘルシー食材をプラスして栄養満点になる

毎日のごはんは、栄養も大事だけれど、好きなものをおいしく楽しく食べることも大切だ。

僕の場合、ごはんやうどんといった炭水化物が大好物。糖質の摂りすぎにならないようにふだんは節制しているけれど、ときどき食べたくなると、我慢はしない。

昨年から今年にかけて、コロナ禍の巣ごもりで、家で食べることが多くなって、炊き込みごはん、チャーハン、焼きそば、うどんといった炭水化物メニューが人気だという。そういった料理が悪いわけではない。子どもも喜ぶし（僕だって好きだ）、簡単で一品ですむのもいい。ただ、材料をプラスしたり一部を変えるだけで簡単に「もっと体にいい」食事になることを意識してほしい。

この章では、極力手抜きをしながら健康長寿に役立ち、「たん活」になり、野菜もたっぷり摂れる一品ごはんを紹介したい。料理家の金子文恵さんに、僕が大好きな焼き鳥缶や牛肉大和煮缶などの肉の缶詰、卵を使ったレシピを考えてもらった。好物を食べると幸せホルモンのセロトニンが分泌される。

章の最後にはパスタのレシピも紹介する。料理に好奇心をパンパンにしている僕にとって、パスタをさっと作るのは憧れだ。僕と同じように料理に不慣れな人は、これまでに紹介してきた簡単料理を何品か作って少し自信がついてきたら、チャレンジしてほしい。料理の楽しさに目覚めて、オリジナルのパスタを作れるようになったら最高だね。

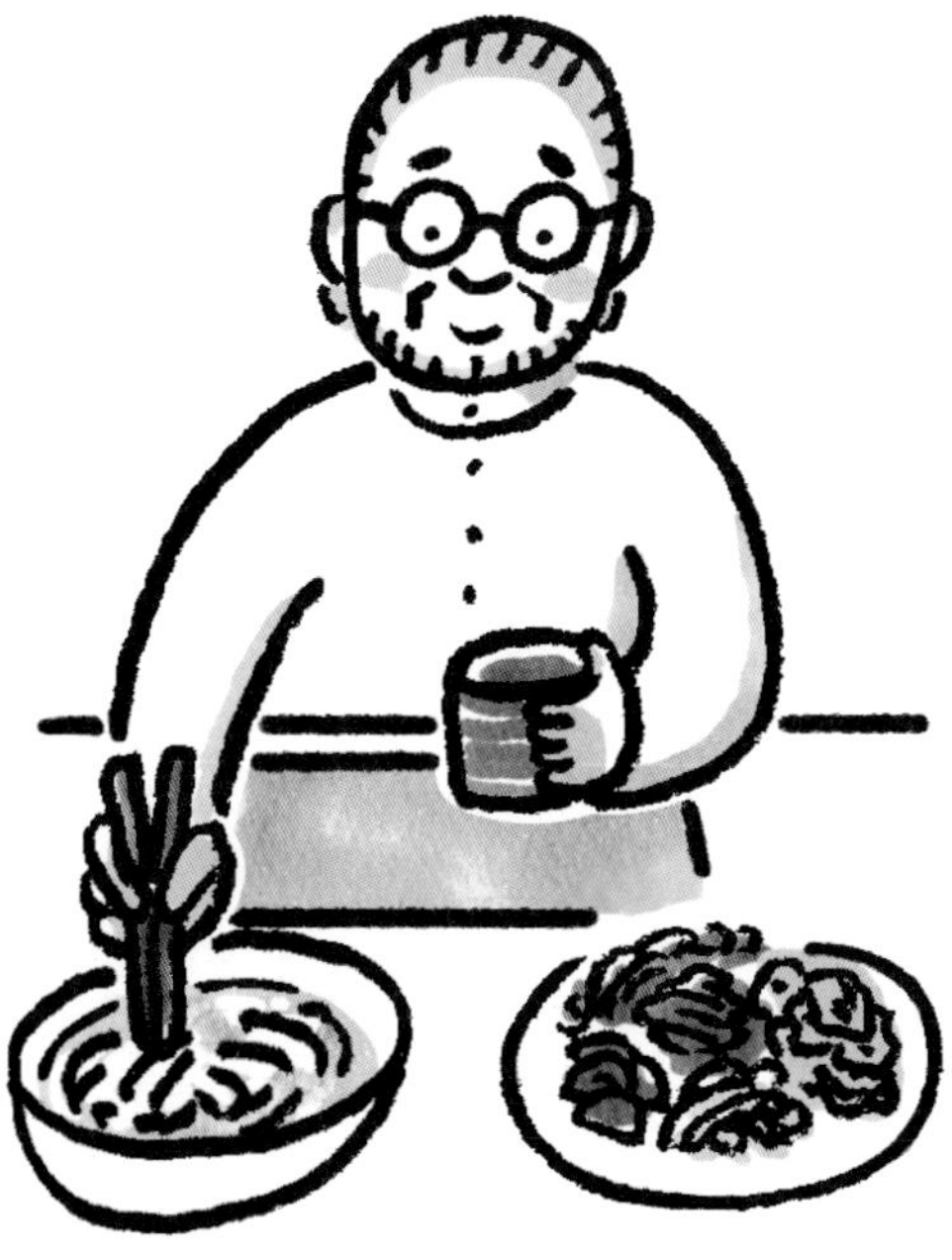

僕は家でよく「釜揚げうどん」を食べる。ゆであがったうどんをお湯ごと、深さのある器に入れて食卓にだす。つけだれは、めんつゆにごまをたっぷり入れたもの。キャベツやにんじんなどの野菜を食べやすく切って、電子レンジでチンしたものを別皿に添える。うどんと野菜、どっちがメイン？　というくらいたっぷり準備する。野菜もごまだれで食べる。

ハヤシライス

牛肉の大和煮で1人分のハヤシライスができる！ しかもルゥに野菜ジュースを加えたり、グリーンサラダ用カット野菜を添えて野菜が補給できます。さらにチーズを加えてもいい。僕はこのハヤシライスの後にバナナを食べます。牛肉の大和煮もチーズもバナナもトリプトファンたっぷりで、幸せホルモンのセロトニンの材料になる。簡単でおいしくて幸せになれるハヤシライスです。

608kcal（1人分）	
たんぱく質	35.7g
脂　　質	14.8g
塩　　分	3.5g

材料（1人分）

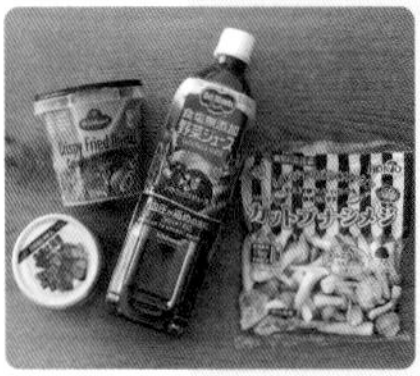

ルゥ
牛肉の大和煮缶…1缶（155g）

A
- カットしめじ……………20g
- フライドオニオン（30ページ参照）……………………大さじ3
- 野菜ジュース（無塩）…110ml
- バター…………………………5g
- ウスターソース………小さじ1
- 黒こしょう………………少々

ごはん……………………1膳分
グリーンサラダ用カット野菜……………………適宜

作り方

① フライパンに牛肉の大和煮を煮汁ごと入れ、Aの材料を加えて中火で8～10分煮る。

② ①の汁気が半分くらいに煮詰まったら火を止め、皿にごはんと一緒に盛り、グリーンサラダ用カット野菜を添える。

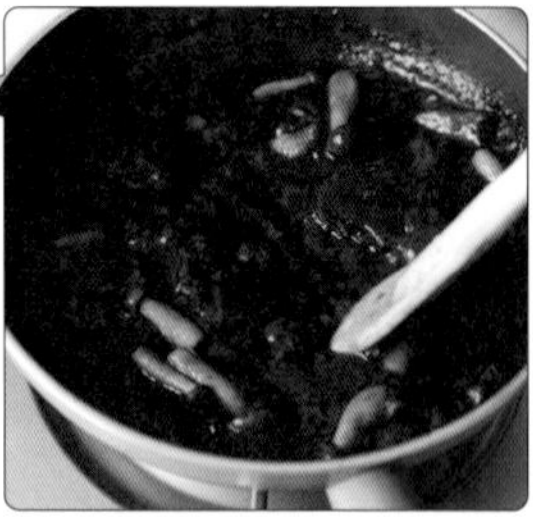

ルウの材料をすべてフライパンに入れ、汁気が半分くらいになるまで8～10分煮詰めると、少しとろっとした状態になる

※82～90ページの材料欄の写真にある食材は撮影用に購入したものです。お近くのスーパー、食料品店で手に入るものをご利用ください。

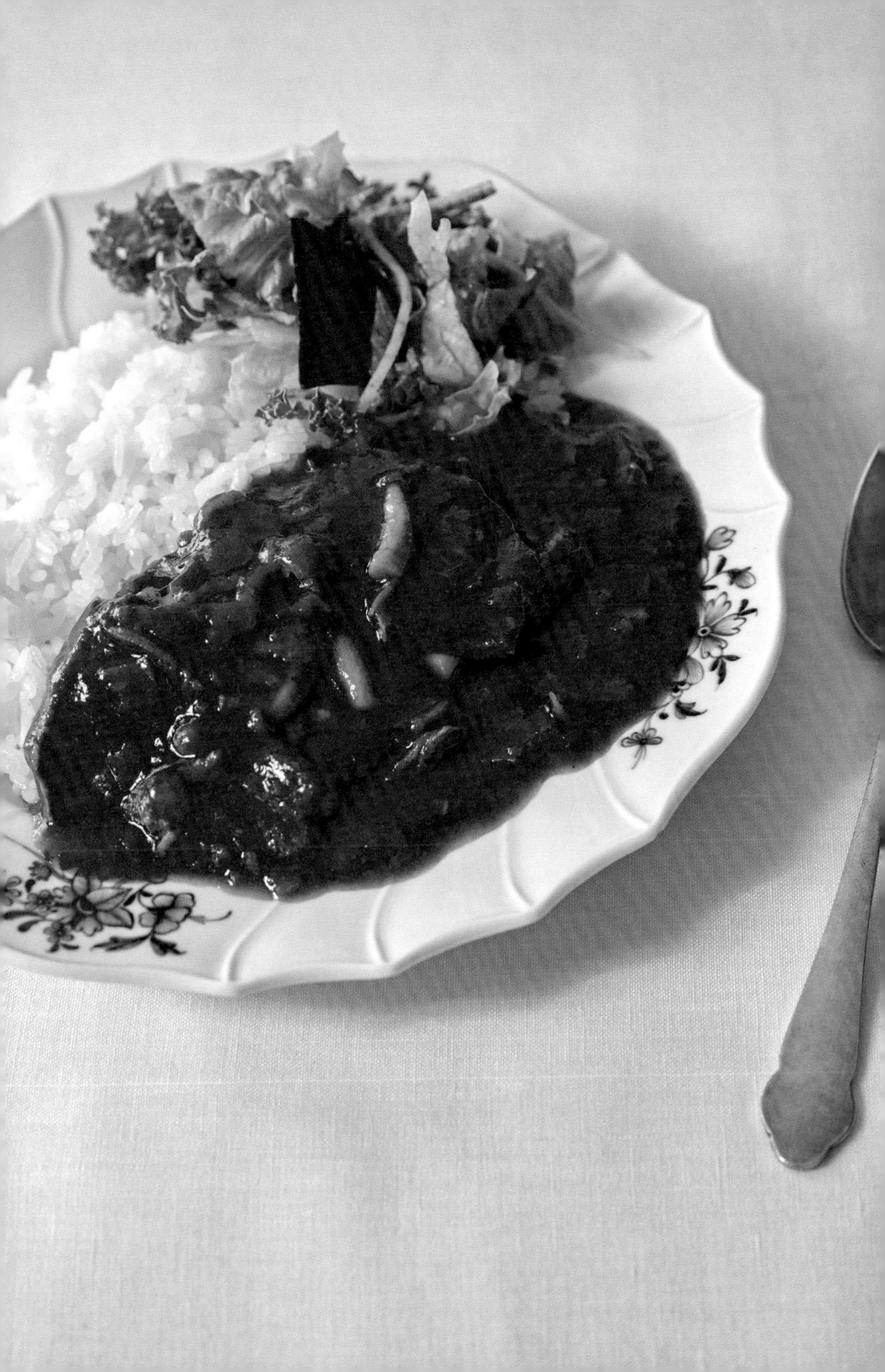

大豆と桜エビの炊き込みごはん

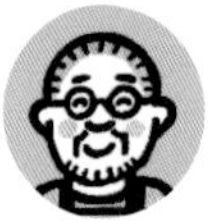

材料をすべて一緒に炊飯器で炊ける炊き込みごはん。炊飯器のスイッチを押してあとは待つだけだから、料理初心者でも大丈夫。大豆は高たんぱくでアミノ酸スコアも高く、睡眠を促すメラトニンの素となるトリプトファンも含んでいます。桜エビも大豆のドライパックも常備したい食材。あっさりした塩味で桜エビと大豆の旨みがしみじみとおいしいですね。

339kcal（1人分）	
たんぱく質	10.4g
脂　　質	4.2g
塩　　分	0.6g

材料（4人分）

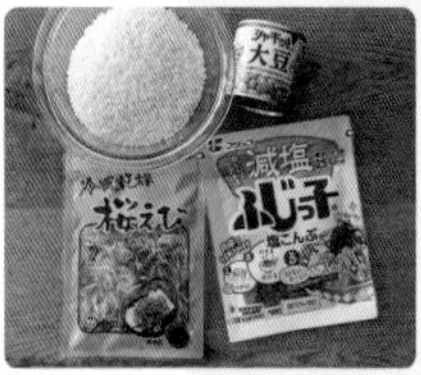

米……………………………2合
A［大豆（ドライパック）………100g
　　干し桜エビ…………………3g
塩昆布………………大さじ3
カイワレ大根……1/2パック
白炒りごま…………大さじ1

作り方

① 米を研ぎ炊飯器に入れて、水を2合の目盛りまで注ぐ。

② Aを①に加え、炊飯する。

③ カイワレ大根の根元を切り落としてから、1.5cmほどの長さに切る。炊き上がったごはんに塩昆布とカイワレ大根、白炒りごまを加えてざっくり混ぜる。

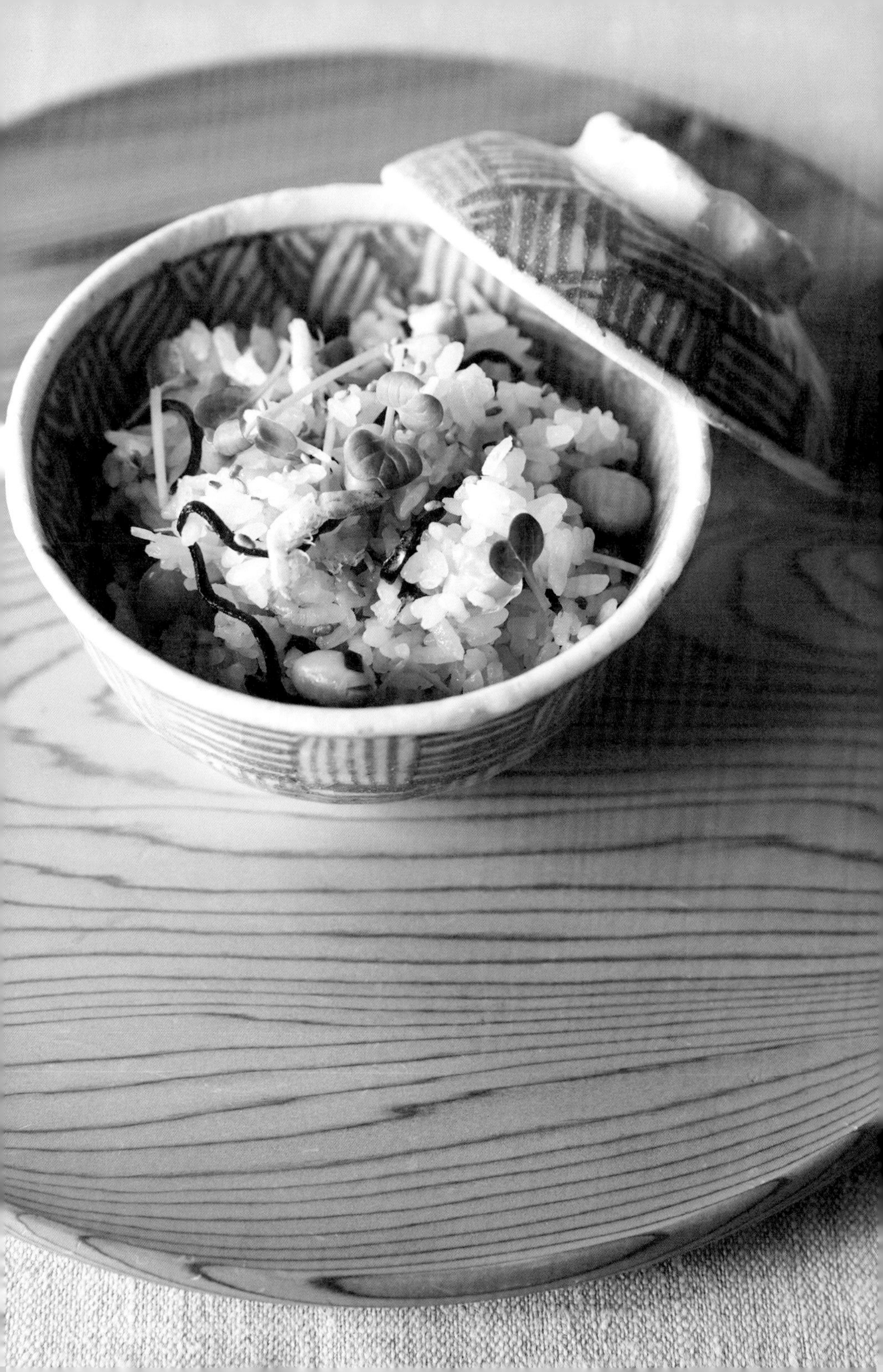

釜玉うどん

うどんは大好きです。僕の家でもお昼によく釜揚げうどんを食べます。冷たいうどんもいいね。添える具材をくふうすれば、一品で栄養バランスがとれるから、いろいろ試しています。この組み合わせもバッチリ。α-リノレン酸という体内でDHAやEPAに変わる成分を含むえごま油は生で摂るのが特に良いので、うどんにかけたり、サラダや和えものに加えたりするといいですね。

446kcal（1人分）	
たんぱく質	22.7g
脂　　質	11.4g
塩　　分	4.4g

材料（1人分）

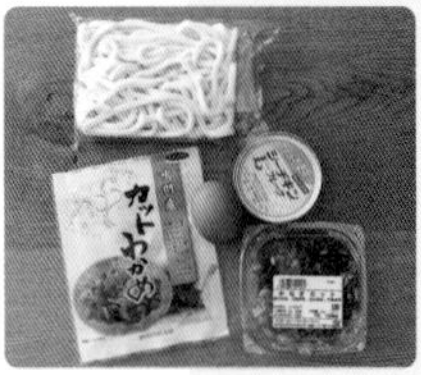

冷凍うどん……………………1玉
ツナ缶（ノンオイル）…………70g
乾燥わかめ…………小さじ2
卵黄……………………1個分
めんつゆ（2倍希釈）…大さじ2
えごま油……………小さじ1
カット小ねぎ……………少々

作り方

① 乾燥わかめを水で戻し、水気を切る。

② 冷凍うどんを1分ほどゆでて、冷水で洗ってぬめりを取り、水気を切る。

③ 皿にうどんを盛り、わかめをのせる。ツナを汁ごとと卵黄ものせて小ねぎを散らし、めんつゆとえごま油をかける。

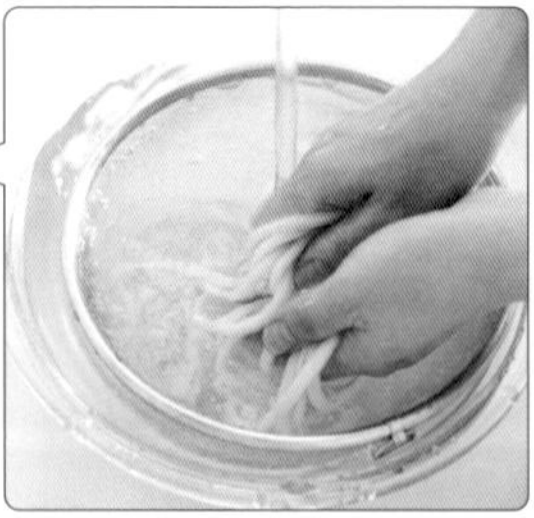

冷凍うどんはゆでたあとに、冷水でしっかり洗ってぬめりを取ると、コシが出る

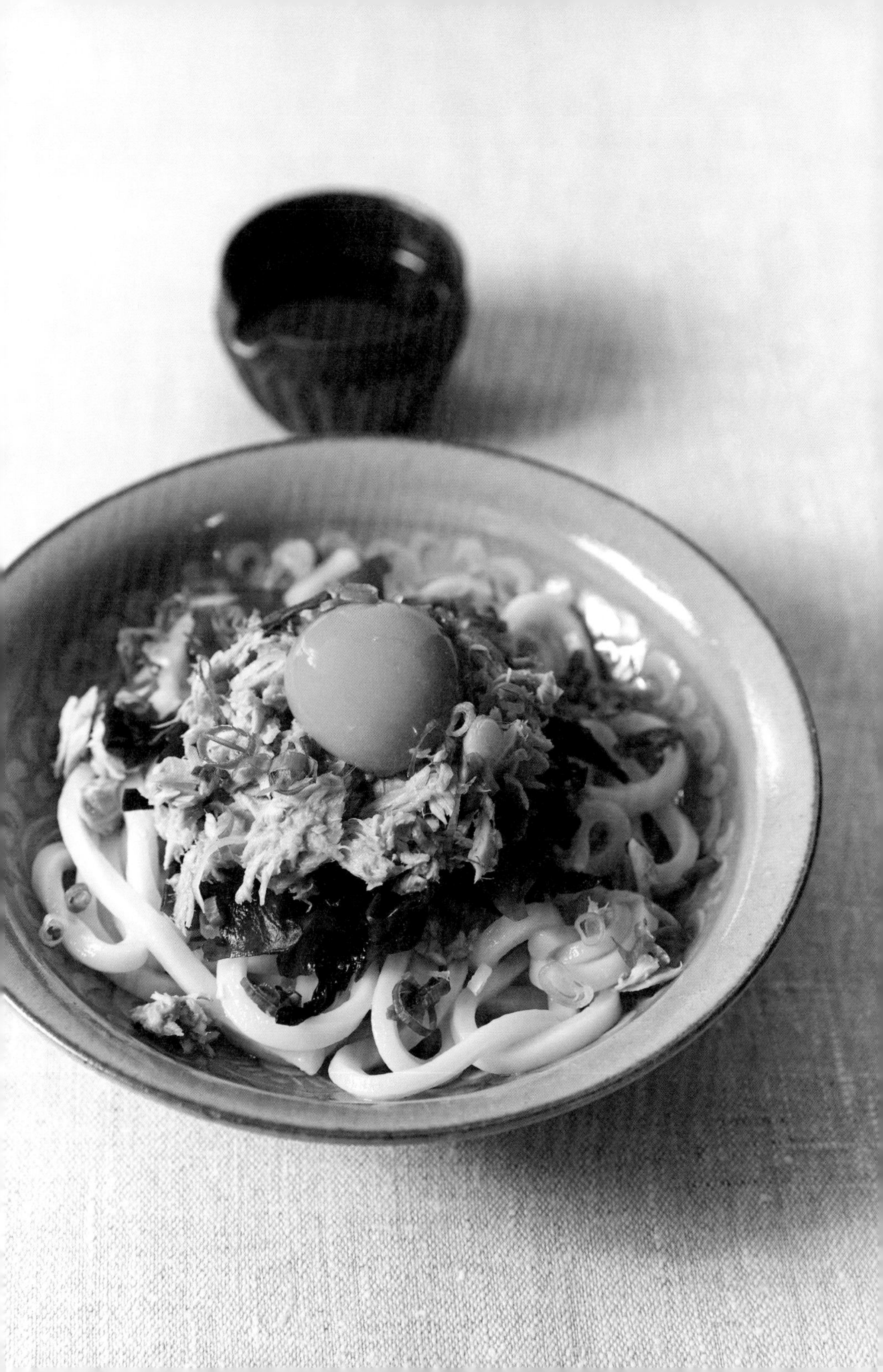

親子丼

これ絶対おすすめ。簡単でおいしい。僕は冬、朝起きて天気が良ければスキーに行くのですが、スキーの後に食べたい。運動後の30分以内のゴールデンタイムにたんぱく質を摂るのが筋肉をつくるのにとてもいいので、卵も焼き鳥缶もバッチリです。僕だったら、ごはんを少し残して、最後は納豆ごはんにするかな。味がしみたごはんと納豆もよく合うんです。これ、「たん活」の王者！

708kcal（1人分）	
たんぱく質	39.0g
脂　　質	29.7g
塩　　分	2.5g

材料（1人分）

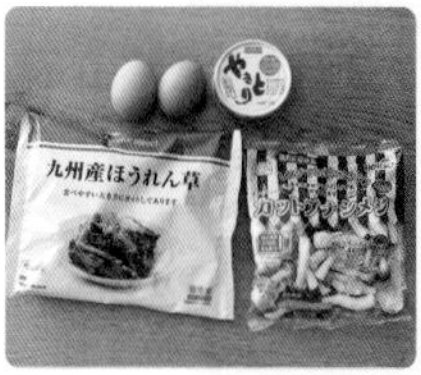

- 焼き鳥缶（たれ味）…1缶（105g）
- 卵…2個
- A
  - カットしめじ…15g
  - 冷凍ほうれん草…20g
  - マヨネーズ…大さじ1
  - しょうゆ…大さじ1/2
- ごはん…1膳分
- 焼きのり…1/2枚

作り方

① 耐熱容器に卵を割り入れ、焼き鳥缶の中身を汁ごと加える。Aを加えてよく混ぜ合わせる。

ラップなし
加熱

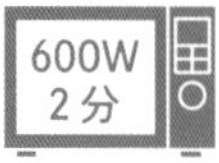

② ラップなしで電子レンジ（600w）で2分加熱する。取り出してざっくり混ぜ、ラップをして2分ほど余熱で卵を半熟状にする。

③ どんぶりにごはんを盛り、②をのせて焼きのりをちぎって散らす。

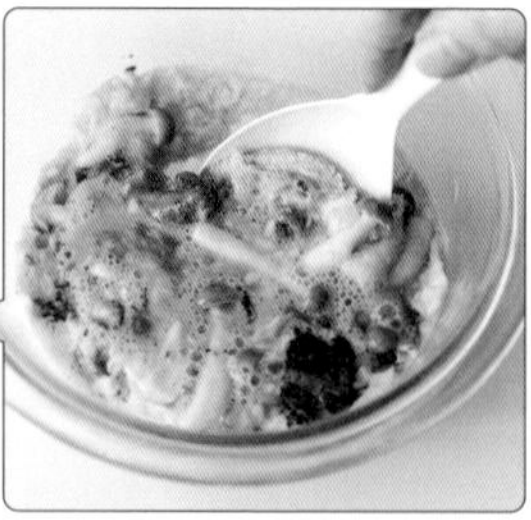

卵は全部火が通っていない状態で電子レンジから出し、全体をざっくり混ぜて余熱で半熟状にする

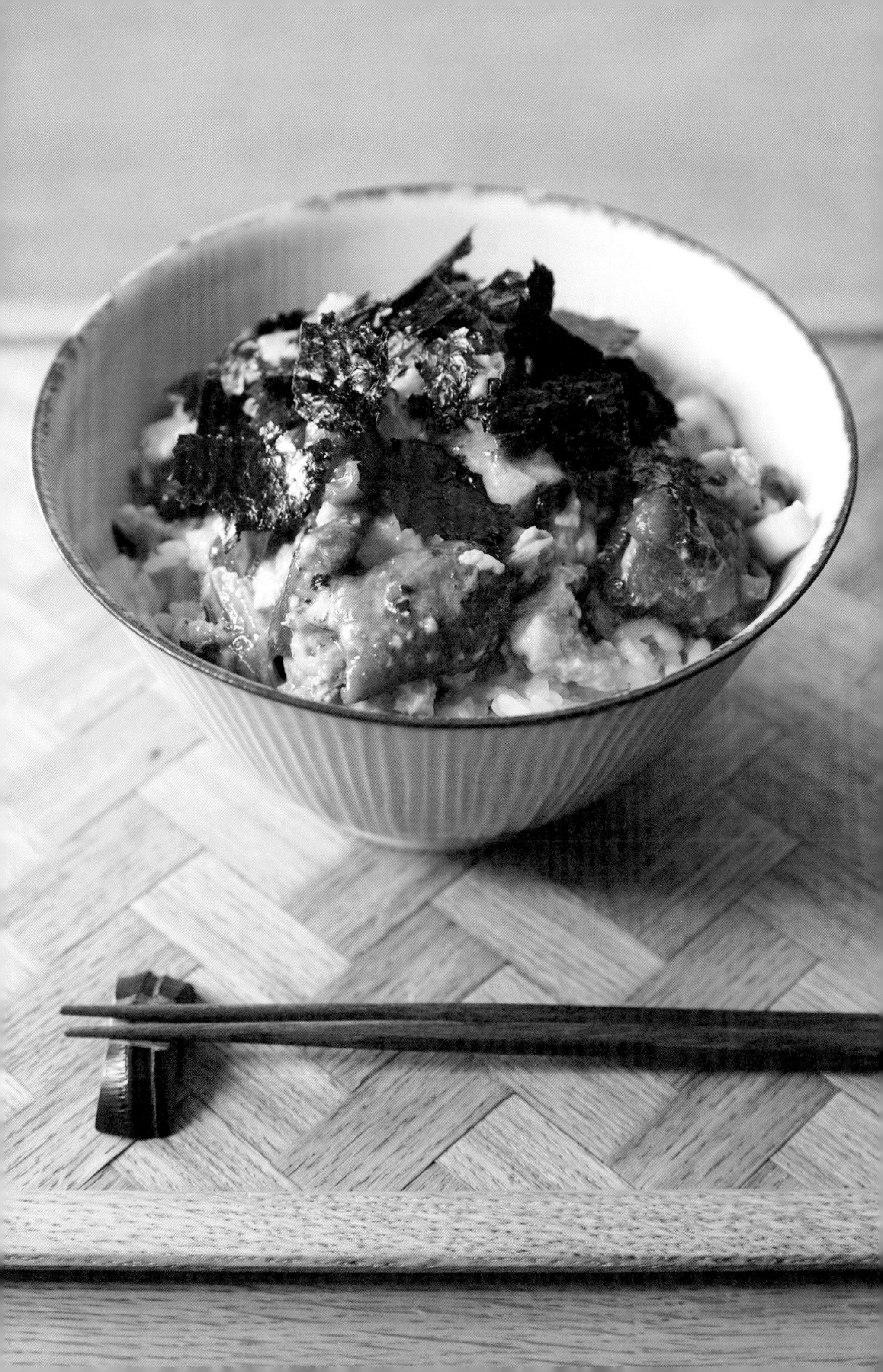

オイルサーディンとほうれん草のパスタ

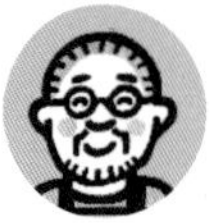

僕みたいに料理に慣れていない人にとって、パスタは憧れの料理なんだよね。お客さんが来たときに、パスタをさっと作って出せたらかっこいいだろうな。このレシピは、包丁いらず、フライパンひとつでできるのに、本格的な味になるからうれしい。トマトジュースをベースにしたソースがパスタにしっかりからんで、食べ応えがあるね。

802kcal（1人分）	
たんぱく質	36.8g
脂　　質	35.7g
塩　　分	3.1g

材料（1人分）

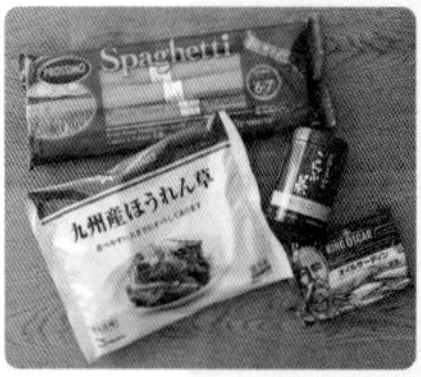

スパゲッティ（1.6m）……100g
冷凍ほうれん草…………30g
オイルサーディン缶…1缶（105g）
フライドオニオン（30ページ参照）……………………大さじ1
おろしにんにく（チューブ）…1cm
トマトジュース（無塩）…100ml
水……………………200ml
昆布茶………………小さじ1
しょうゆ……………小さじ1
こしょう………………少々

作り方

① スパゲッティ、冷凍ほうれん草とこしょう以外の材料をフライパンにすべて入れて、中火にかける。

② 沸騰したらスパゲッティを半分に折って煮汁に浸かるように入れ、くっつかないようにひと混ぜする。ふたをして弱火で6～7分煮る。

③ ②のふたを取って冷凍ほうれん草を加え、再び中火にして、汁気を飛ばし、仕上げにこしょうをふる。

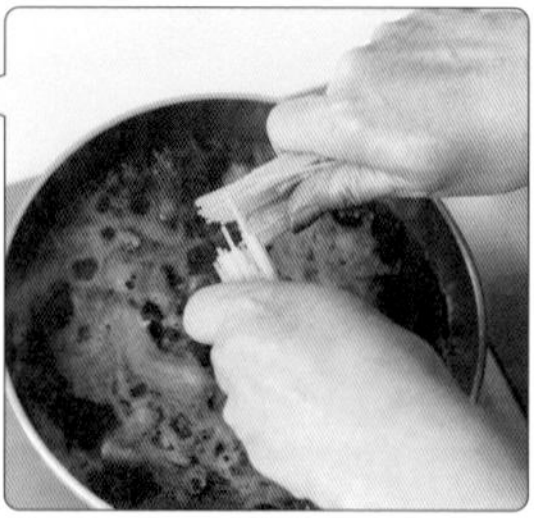

スパゲッティはフライパンに入るように手で半分に折って入れる

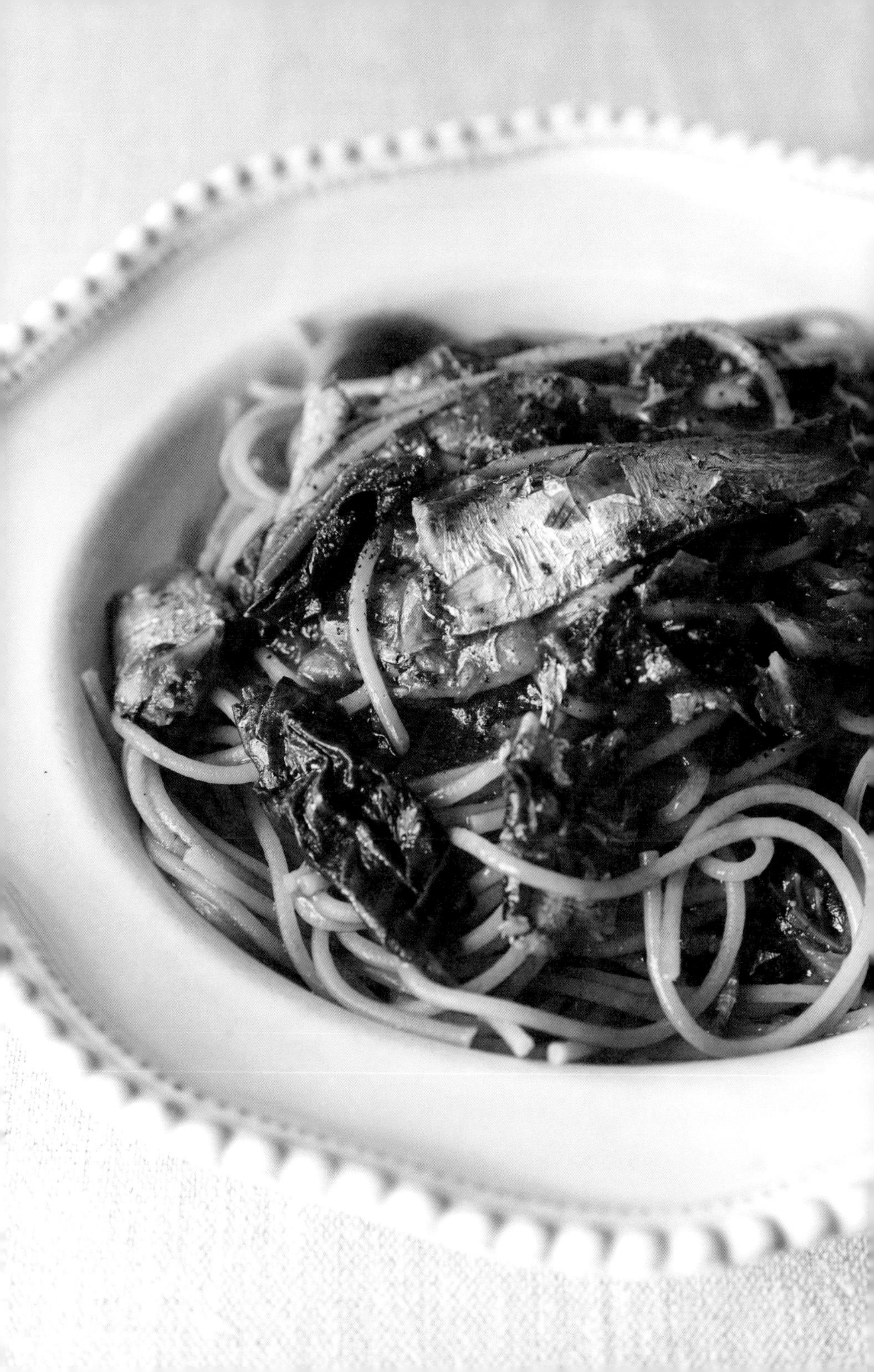

第5章

市販品にひとくふうでバランス献立

スーパー、コンビニで手に入る惣菜をアレンジ

僕は２０１１年、東日本大震災の直後に被災地に入って、医療支援や食生活のサポートを始めた。３月25日にはレトルトのおでん５００食を持って福島県南相馬市の避難所を訪問。そのときに知り合ったのが、地元の病院で管理栄養士を務める鶴島綾子さんだ。その後、継続して仮設住宅や診療所を訪れる中で、鶴島さんとは、ひとり暮らしの高齢者や、仮設住宅で暮らす家族の食事について、話し合って提案を続けてきた。

今回は、料理に慣れていない人、得意ではない人、忙しくて料理に時間を割けない人のために、スーパーやコンビニで買ってきた惣菜、ごはん、おにぎり、パンなどを利用しながら、栄養バランスをアップするアイデアを考えてもらった。

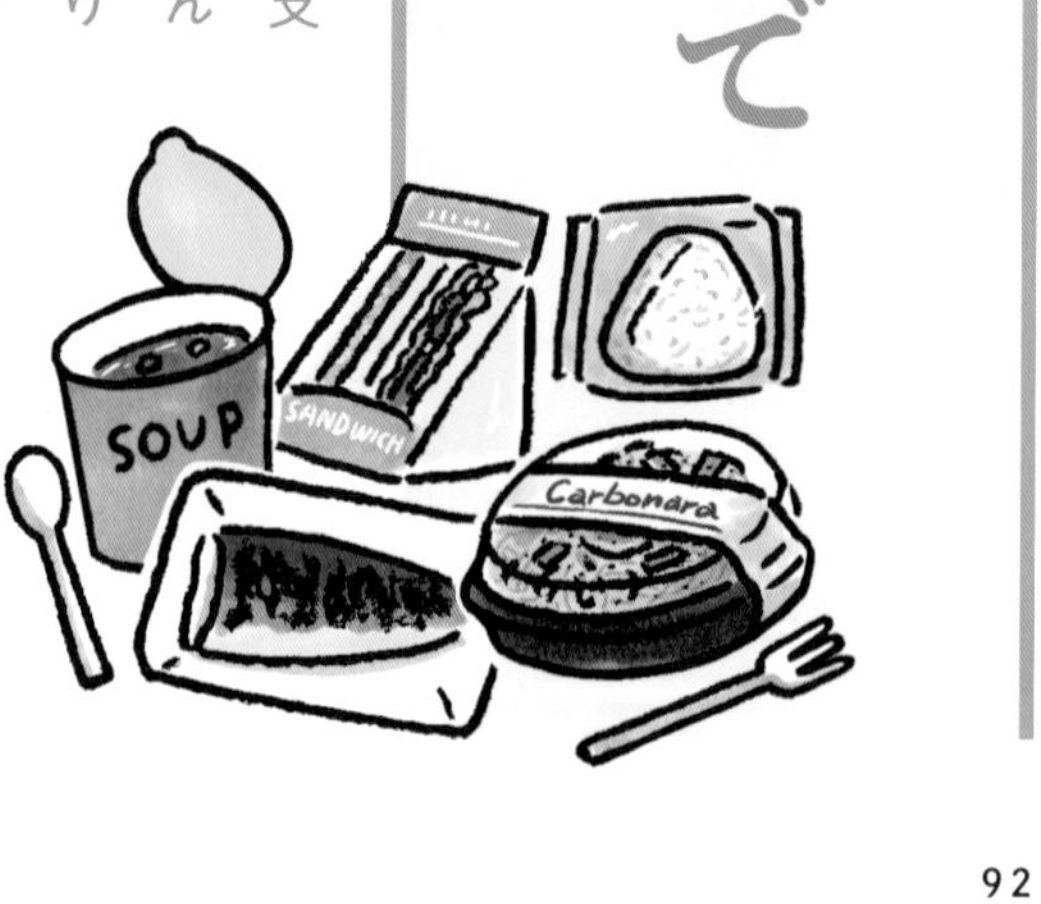

鎌田「鶴島さんとは震災直後に知り合ったから、10年が経つね。仮設住宅への

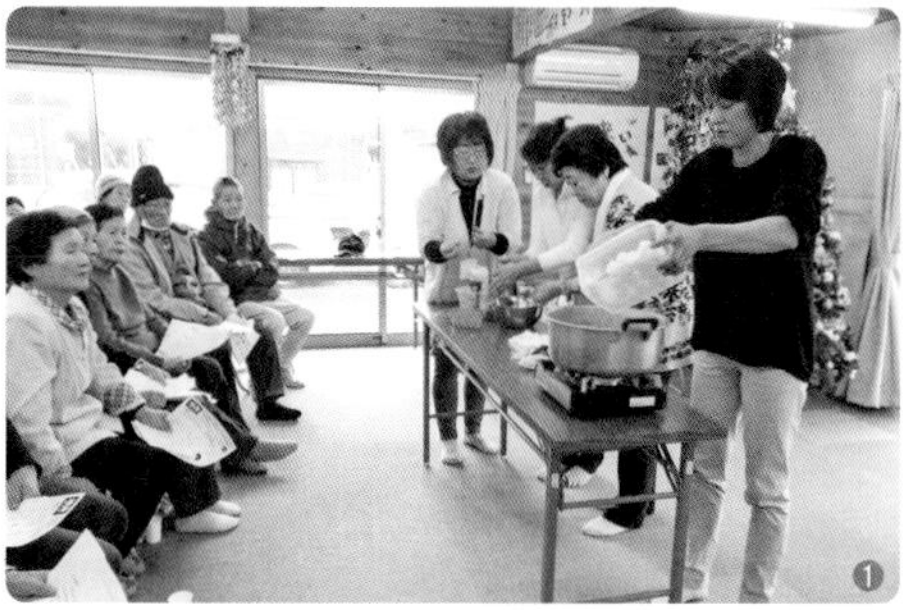

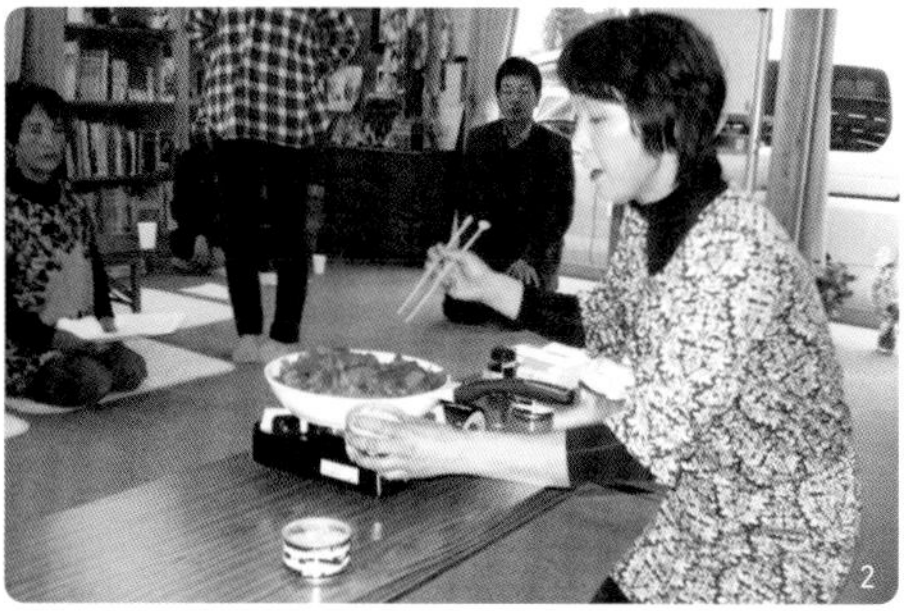

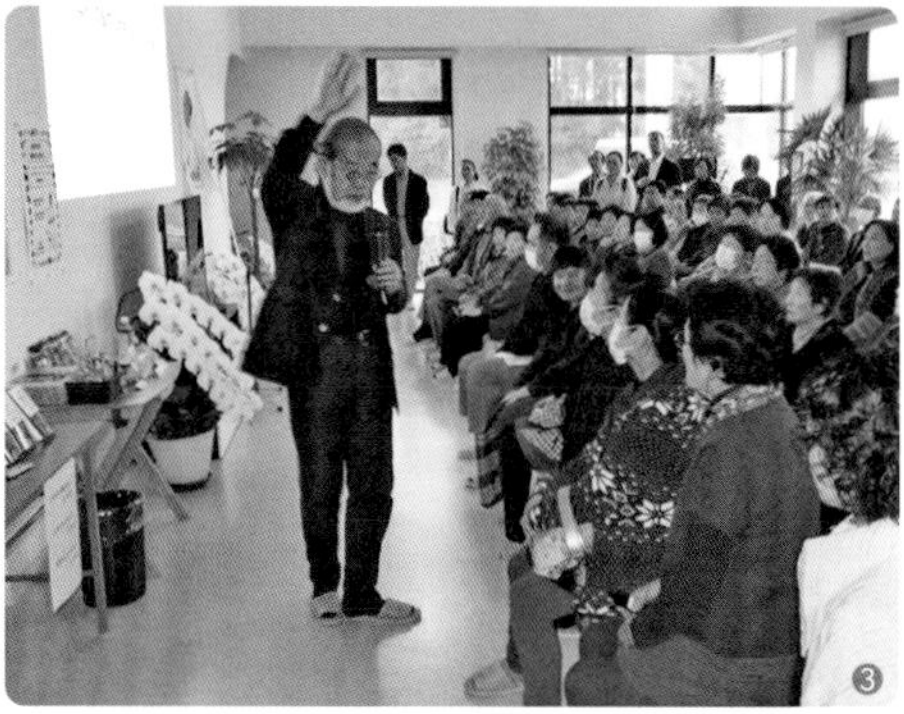

（写真❶・❷）福島県南相馬市の絆診療所近くの仮設住宅で開催された「健康教室」で料理のデモンストレーションをする鶴島さん。
（写真❸）絆診療所で講演をする鎌田さん。

出前講座で料理指導を続けているけれど、この10年を振り返って、感じることはありますか？」

鶴島「毎日三食を作って食べる、というのはとても大変だということですね。特にひとり暮らしで料理経験の少ない男性は、かなり苦労していらっしゃいます」

鎌田「いつだったか、仮設住宅にひとりで住む男性を訪ねたときに、こたつの上にさば缶がポンと置いてあったのを見て、ハッとしたんだよね。これを開けてそのまま食べるのが彼の食事なのか、と。だったら、なるべく簡単な料理を提案できないかと思ったわけなんです。それで、フライパンに中身を丸ごとあけて、ちぎったキャベツを入れて、ふたをして蒸し煮にするレシピを考えてもらいました」

鶴島「出張料理指導では〝フライパンひとつでできる料理〟の提案を続

けているのですが、毎回みなさん熱心に聞いてくださいます。日々の生活の中で実際に作る料理を念頭に置いて考えてきて、10年で1000種のレシピができたんですよ」

鎌田「今回は、買ってきたものだけで作る献立、というテーマで考えてもらいました」

鶴島「鎌田先生からお題をいただいて、近所のスーパーやコンビニを見て回って、私、驚きました。正直に言うと、かつてのイメージから、コンビニごはんって糖質が高めで選択肢も限られていると思い込んでいたのですが、今や別世界。サラダチキンもかたまりからフレークタイプまであるし、魚のおかずひとつとっても焼き魚、煮魚とそろっているし、目移りします。1人分の大根おろしやとろろもあるので、ちょっと意識すれば、体にいい献立を組み立てられると思いました」

鎌田「僕はコロナ禍前の出張が多かった時期は、朝、出張先のコンビニをのぞくことがよくありました。サラダや野菜ジュースなどを買って、ホテルの部屋で食べたり飲んだりして、野菜不足を補っていました。野菜ジュースもサラダもずいぶん種類が増えてきたよね」

鶴島「鎌田先生も毎年来てくださっている診療所で開催している『健康教室』

で参加者を見ていて思うのは、10人いたら食環境は10通りある、ということ。材料をたくさん使った栄養バランスバッチリのメニューは料理好きの方にはいいけど、料理初心者には現実的ではない。〝バランスの前に、生きることが大切〟だなと痛感しています。ある高齢のひとり暮らしの男性が、料理ができなくて買い物にもいけない状態が続いて栄養失調になり、緊急入院したんです。病院で何日間か点滴で栄養が補給された結果、回復したと判断されたのですが、退院されて3日後に亡くなってしまったんです。この話は本当にショックでした」

鎌田「リフィーディング症候群ですね。栄養不足の状態が続いているところに、いきなりじゅうぶんな栄養補給が行われることによって起きる代謝合併症です。点滴などで栄養補給するときには、血中のリン濃度を測定しながら注意してゆっくりと行うことが大事なのです。毎日の食事がいかに大切か、ということですよね。１００点満点の手作り料理を食べ続けなくても、市販品でなるべく体にいいものを選んだり、組み合わせを覚えておくだけで、健康的な生活は実現できるんです」

献立 1

献立表

さばの塩焼き
温泉卵入り豚汁
ごはん

最近コンビニでは、鮭やさばなど焼き魚の１切れパックが増えている印象です。盛りつけるときに、大根おろしやほうれん草を添えると野菜の摂取量が増えるだけでなく、お店の定食のようになって、見た目の満足度も上がります。

（管理栄養士　鶴島綾子さん）

717kcal（1人分）	
たんぱく質	35.1g
脂質	32.5g
塩分	3.2g

材料（1人分）

さばの塩焼き

さばの塩焼き……………1枚（パック）

冷凍大根おろし……50g
なめたけ………大さじ1
冷凍ほうれん草……50g

冷凍大根おろし、なめたけ、冷凍ほうれん草で野菜をプラス

温泉卵入り豚汁

カップ入りインスタント豚汁（野菜多め）………1個
温泉卵………………1個

温泉卵でたんぱく質をプラス

ごはん（パック）……150g

作り方

ラップあり加熱

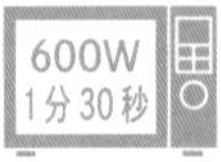

① 耐熱性の器にさば、冷凍ほうれん草をのせラップをして電子レンジ（600W）で1分30秒加熱したあと、冷凍大根おろしとなめたけを添える。

② インスタント豚汁にお湯を注いで温泉卵を加える。

※96～103ページに掲載した栄養価の数値は、撮影用に購入した商品を元に計算したものです。目安として参考にしてください。

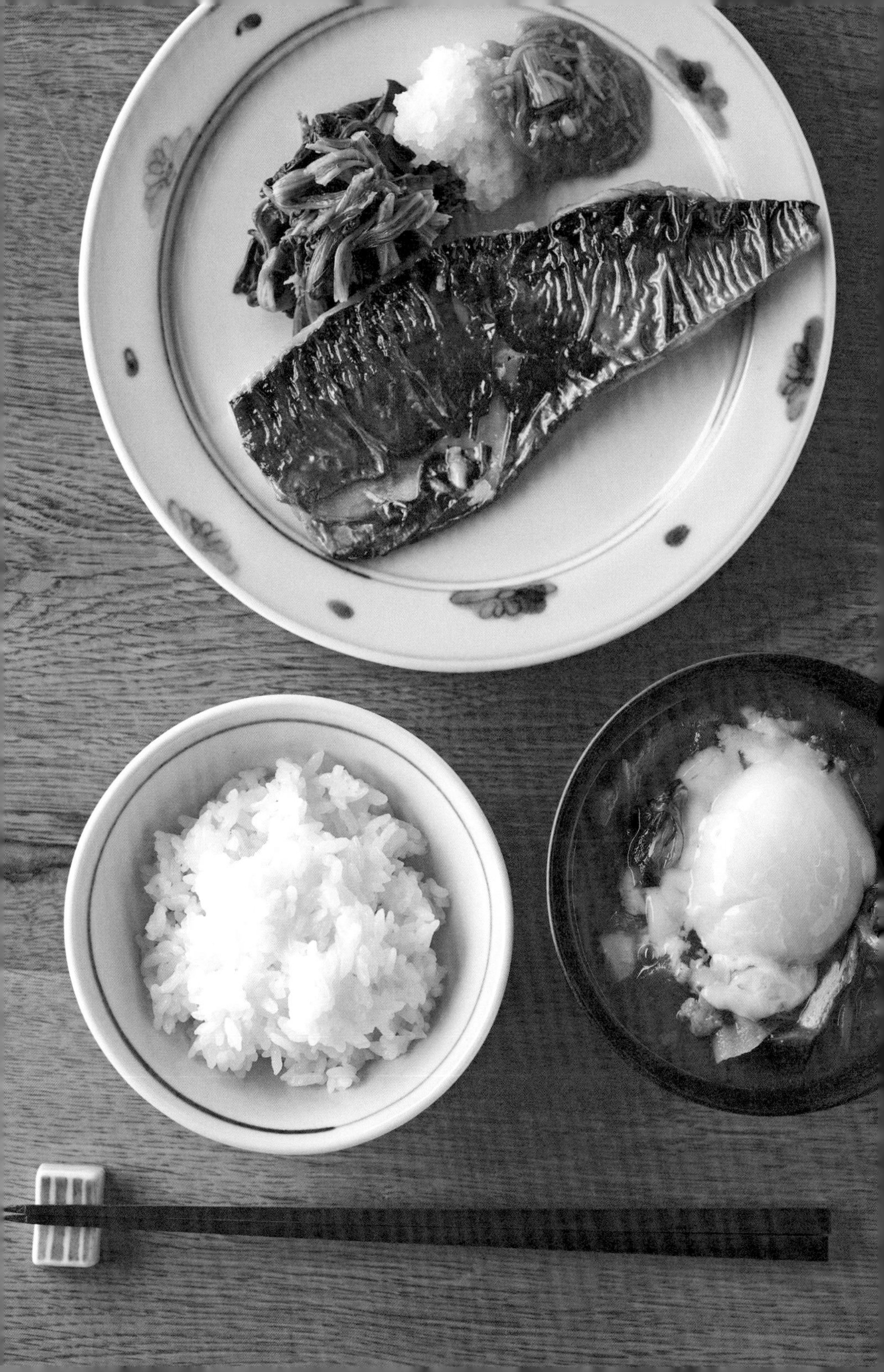

献立 2

献立表

マグロの山かけ

すまし汁

おにぎり

おにぎりは食物繊維の多いもち麦入りと、たんぱく質アップに小豆入りの赤飯を。高たんぱくのマグロの赤身は、山かけにして、惣菜のナムルを添えてごま油の風味をプラス。刺身にひと手間加え、栄養バランスを高めます。

（管理栄養士　鶴島綾子さん）

598kcal（1人分）	
たんぱく質	32.8g
脂質	8.7g
塩分	3.6g

材料（1人分）

マグロの山かけ

刺身用マグロ角切り……………80g
ナムル（惣菜）…………………50g
冷凍とろろ………………………60g

個包装のおにぎり

もち麦入りおにぎり……………1個
赤飯おにぎり……………………1個

すまし汁

粗刻み高野豆腐…………大さじ1
とろろ昆布………………………5g
刻みねぎ…………………………10g
めんつゆ（2倍希釈）…………小さじ1
お湯……………………………150cc

作り方

① 器にマグロを盛り、惣菜のナムルを添えて、冷凍とろろをかける。

高たんぱくのマグロの赤身に冷凍とろろで免疫力アップ、ナムルで野菜とごま油の風味をプラス

② すまし汁の材料を器に入れ、お湯を注ぐ。

粗刻み高野豆腐でたんぱく質をプラス

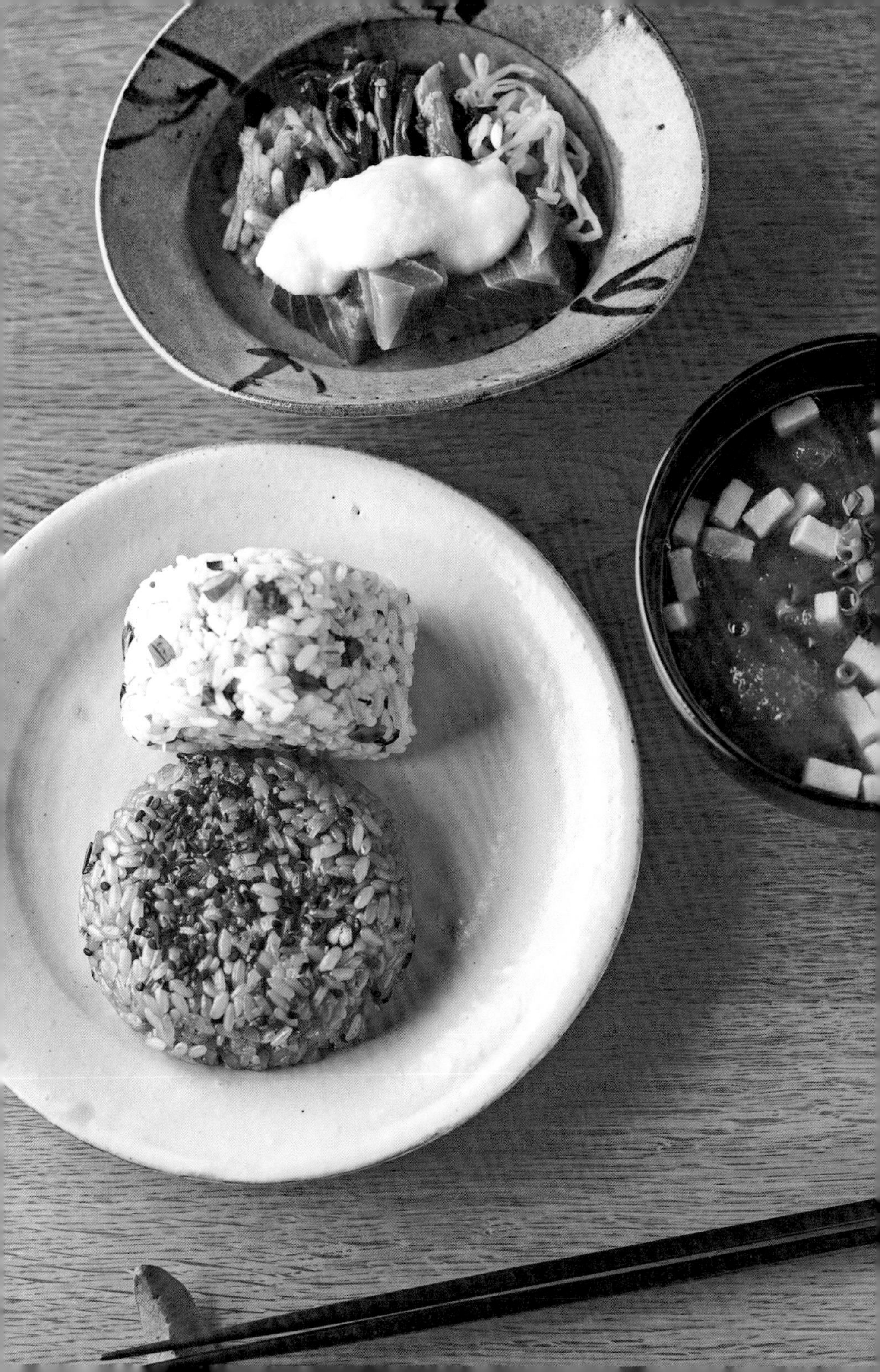

献立 3

献立表

サンドウィッチプレート
コーンポタージュ
ヨーグルト

サンドウィッチのパンは食物繊維の多いライ麦パンや全粒粉パンなどを、具材はたんぱく質アップのできるハム、チーズ、チキン、卵を選びましょう。粉末のコーンポタージュスープには、電子レンジ加熱したカット野菜を足します。

（管理栄養士　鶴島綾子さん）

759kcal（1人分）	
たんぱく質	34.4g
脂　　質	29.0g
塩　　分	2.9g

材料（1人分）

サンドウィッチプレート

市販のハムチキンゆで卵サンド…1人分
カットフルーツ……………………150g
（りんご、パイナップル、キウイフルーツ、オレンジなど）

カットフルーツでビタミン補給

コーンポタージュ

粉末コーンポタージュ
……………1袋（1人分）
冷凍カット野菜……50g
（ブロッコリー、ヤングコーンなど）
牛乳………………200cc

カット野菜で野菜をプラス

ヨーグルト

カップの無糖ヨーグルト（100g）……1個

作り方

① サンドウィッチを皿に盛り、カットフルーツを添える。

ラップあり
加熱

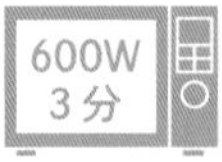

② 耐熱性の器にコーンポタージュの材料を入れ、ラップをして電子レンジ（600W）で3分加熱して混ぜる。

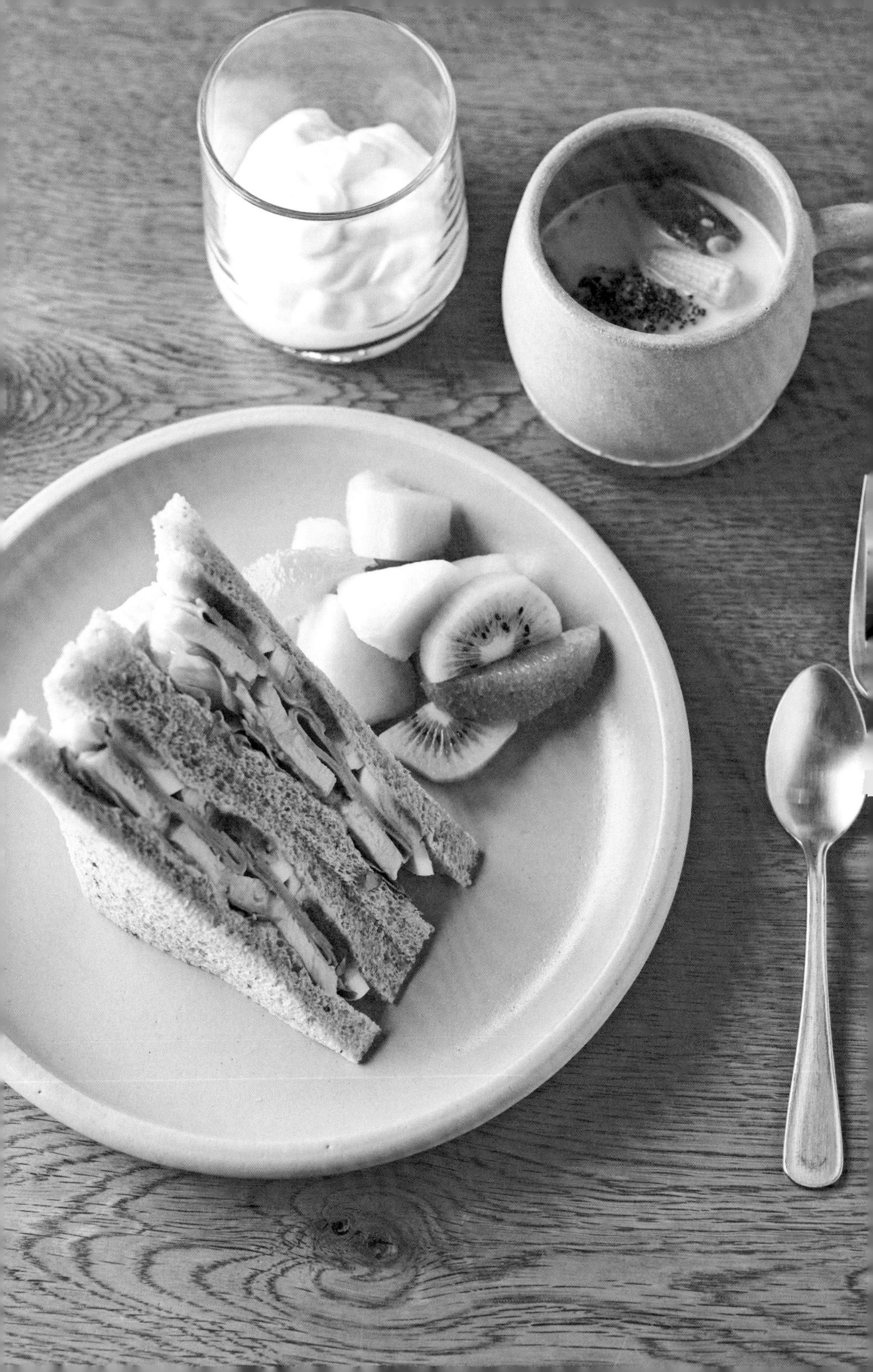

献立 4

献立表

豚の角煮丼
もずくスープ

コンビニでよく見かけるようになった「豚の角煮」のレトルトパック。鎌田先生の大好物、ということで、「豚の角煮」を中心に考えてみました。脂質が高いので、組み合わせるものはなるべく低脂質にして、野菜を補うようにしました。（管理栄養士　鶴島綾子さん）

681kcal（1人分）	
たんぱく質	35.0g
脂　　質	29.9g
塩　　分	2.5g

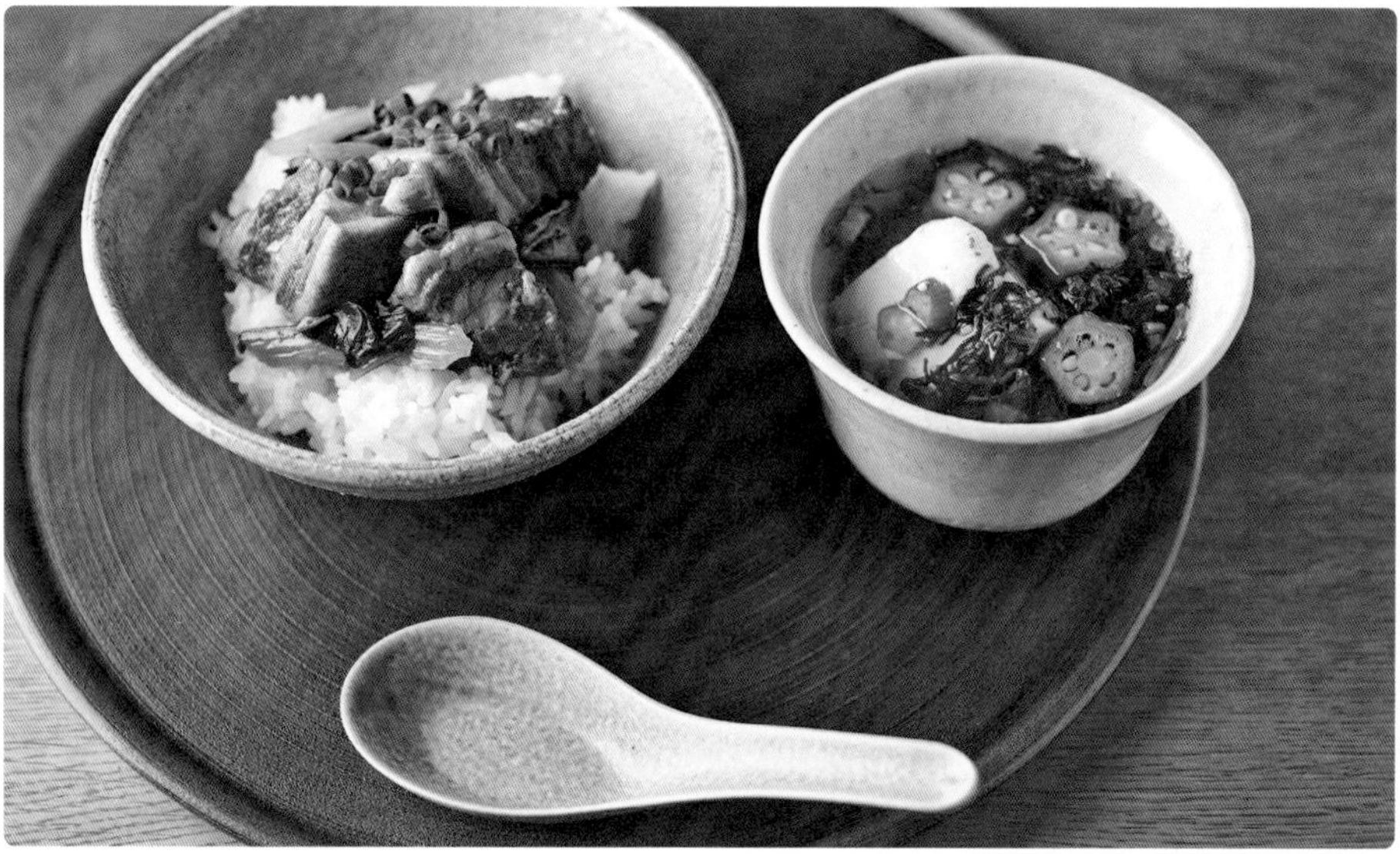

材料（1人分）

豚の角煮丼
- パックごはん………1パック（150g）
- レトルト豚角煮………1パック（158g）
- カット小松菜……………………40g
- 刻みねぎ……………………大さじ3
- からし…………………………少々

もずくスープ
- 絹ごし豆腐…………1パック（150g）
- インスタントもずくスープ……1個
- お湯…………………………150cc
- 冷凍刻みオクラ………………30g

作り方

ラップあり
加熱

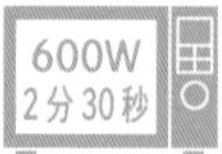

① 耐熱性のどんぶりにパックごはん、小松菜、角煮を盛り、ラップをして電子レンジ（600W）で2分30秒加熱する。ねぎとからしを添える。

ラップあり
加熱

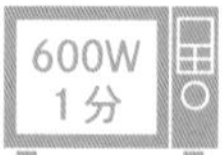

② 耐熱容器にくずした豆腐とオクラを入れ、ラップをして電子レンジ（600W）で1分加熱。

③ ②にインスタントもずくスープを加え、お湯を注ぐ。

献立 5

献立表

スパゲッティナポリタン

海藻サラダ

野菜ジュース

スパゲッティなど糖質メインのメニューには、葉野菜、わかめなどの食物繊維の多いサラダを合わせたいですね。サラダには手軽な大豆を加えてたんぱく質アップ。野菜ジュースを添えてカリウム、カルシウム、ビタミンを補給します。（管理栄養士　鶴島綾子さん）

735kcal（1人分）	
たんぱく質	33.0g
脂　　質	23.6g
塩　　分	2.7g

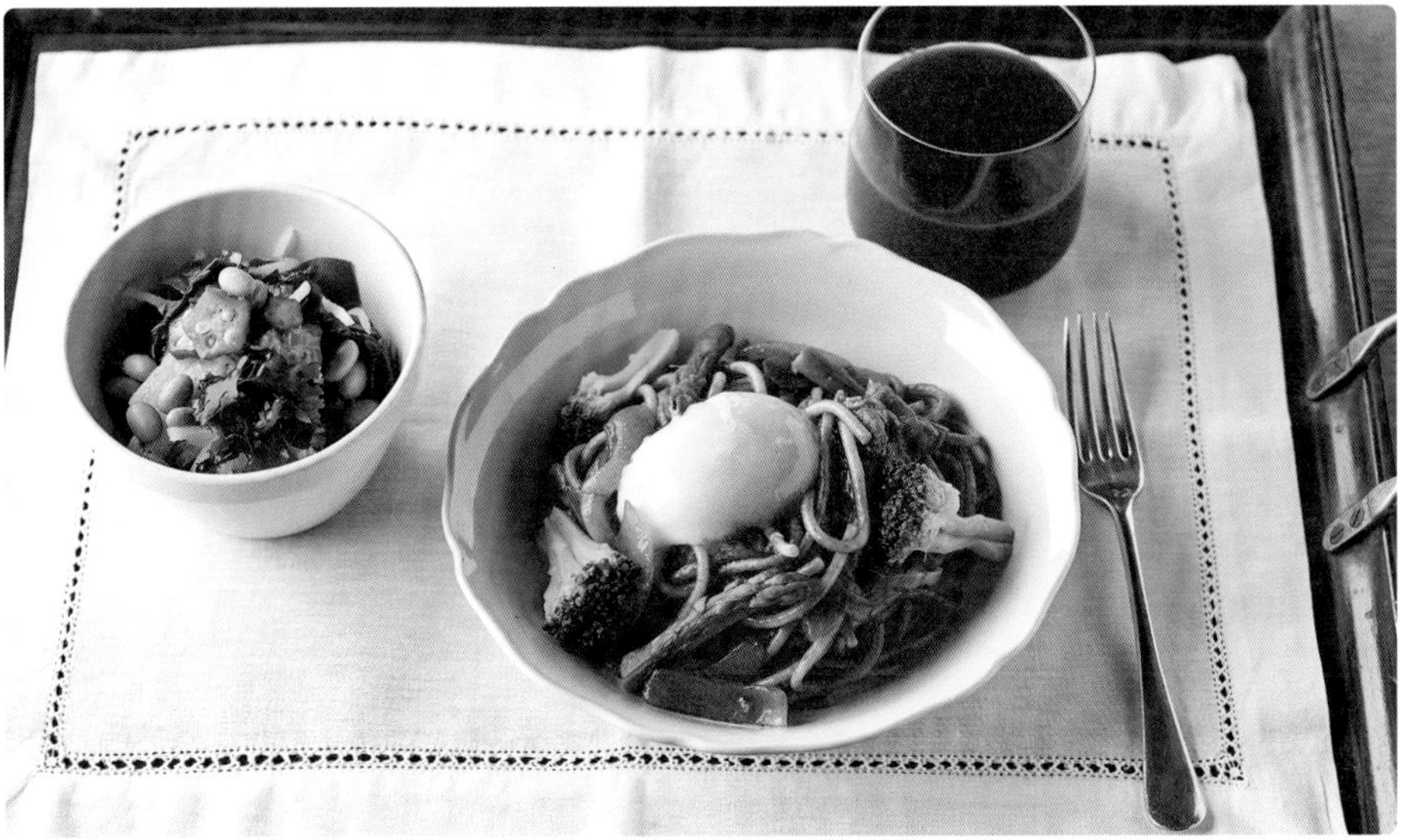

材料（1人分）

スパゲッティナポリタン

市販のスパゲッティナポリタン……………………1人分

温泉卵…………………………1個

冷凍ブロッコリー………………50g

冷凍アスパラガス……………20g

海藻サラダ

海藻サラダ……………………1人分

大豆水煮パック………………1袋

野菜ジュース

野菜ジュース………200ccパック

作り方

ラップあり加熱

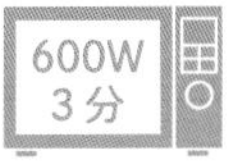

① 冷凍ブロッコリー、冷凍アスパラガスを耐熱容器に入れラップをして電子レンジ（600W）で3分加熱してナポリタンに盛り、温泉卵をのせる。

② 海藻サラダに大豆をかける。

鎌田家の冷蔵庫

手軽に健康ごはんを食べて免疫力を高める「僕の定番」

僕の家の冷蔵庫に、いつでも必ず入っているのは豆腐と納豆。「あともう一品」というときに、夏なら冷奴《ひややっこ》、冬なら湯豆腐、あるいは納豆を食べる。外食などでご馳走《ちそう》が続いてちょっと食べすぎたかな、なんてときには主食のごはんを食べずに豆腐か納豆だけで済ませることもある。納豆は、北海道の有限会社やまぐち醗酵食品の「キレイマメ 十勝本別産 黒豆納豆」がお気に入り。

それから、しらす。ごはんにのせてしらすごは

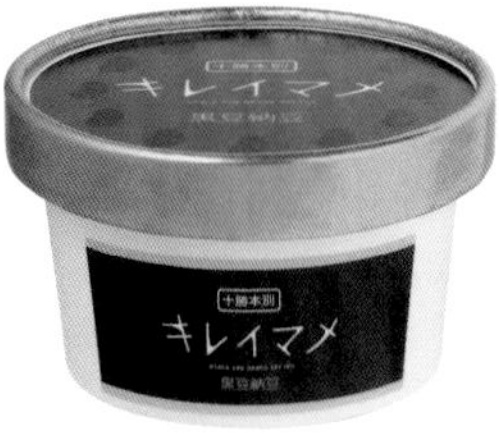

北海道の本別町が発祥の黒豆「中生光黒大豆」を使用。十勝平野の北東部に位置する本別町は年間の日照時間が長く1日の寒暖差があるため、糖分をしっかりと蓄えた風味豊かな豆となる。大粒の黒豆納豆は、ごはんにかけてもいいが、塩をふってそのまま食べるのもおいしい。「キレイマメ 十勝本別産 黒豆納豆」35g¥180（税込）／やまぐち醗酵食品 TEL 0156-22-2342 http://www.nattou-kozou.jp

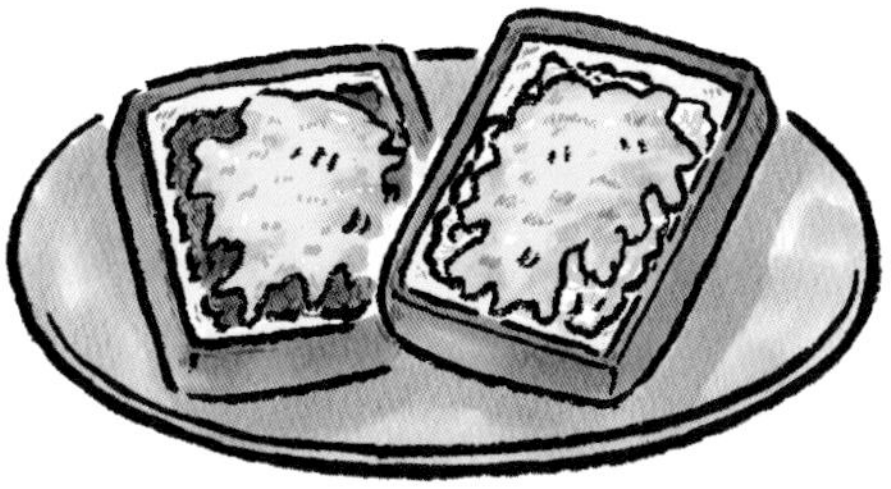

今回、料理家の金子文恵さんから教えてもらった、ヘルシートーストも紹介したい。食パンに納豆、しらす、チーズといった“健康優等生”をのせて焼くだけで「たん活」になる。**●納豆チーズトースト**　納豆に付属のたれ（お好みでカラシも）を混ぜて食パンにのせ、上に溶けるチーズをのせて、オーブントースターで焼く。**●しらすチーズトースト**　しらすを食パンにのせて上に溶けるチーズをのせて、オーブントースターで焼く。

んにしてもおいしいし、大根おろしにかけたり、炒めものの上にパラパラかけたりして食べる。おいしいだけでなく、カルシウムが豊富なので加齢とともに気になる骨粗鬆症の予防にもなる。

冷凍庫の中には、煮魚の冷凍食品がたくさんストックしてある。今ものぞいてみると、キンメダイの煮つけとさばのみそ煮が入っていた。骨まで食べられるように仕上げられたものがおすすめ。骨のところがすごくおいしいからね。できれば味つけは塩分控えめのものを選ぼう。そのほか、魚の干物も冷凍庫で保存している。魚はオメガ3脂肪酸を含んでいて、心を安定させるのにも効果的。もちろんたんぱく質も豊富だ。一日の三食のうち一度は魚を食べたい。そのためには、手間がかからない魚の加工品をいつでもサッと取り出せるよ

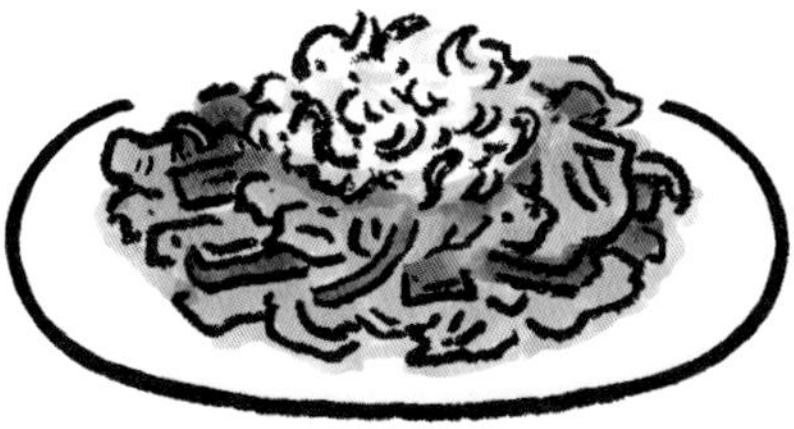

しらすはトッピングのように、ごはんや大根おろし、炒めものの上にふりかけるのを習慣にするといい。

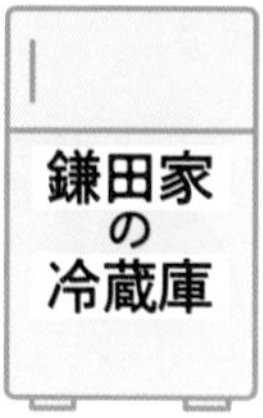

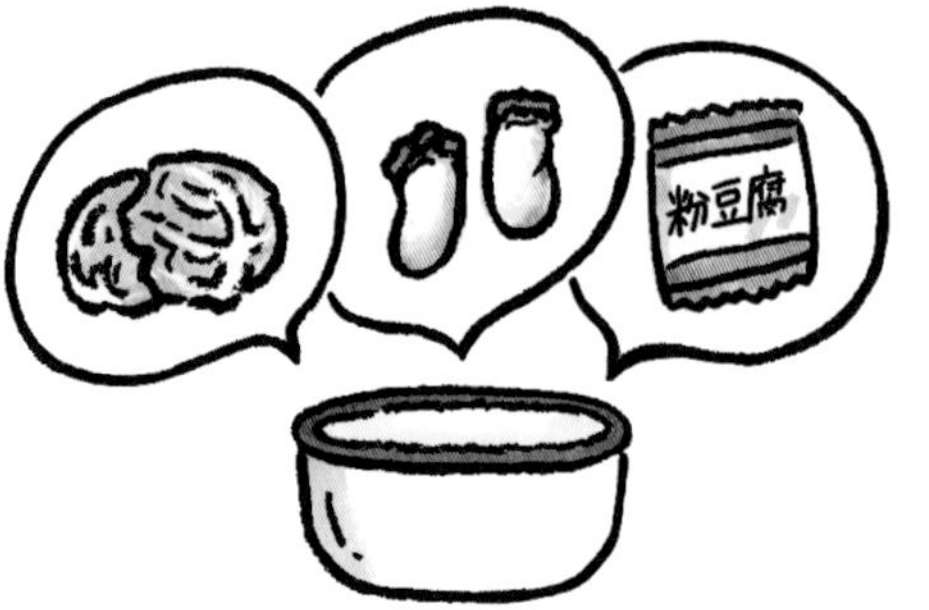

うにしておくといい。

牡蠣《かき》もとても優秀な食材だ。和食では不足しがちな亜鉛が豊富で新陳代謝を促進してくれる。つまり、若返りに効果的！　生牡蠣が安いときに買って冷凍しておいて、鍋やみそ汁に。もちろんカキフライもおいしいけれど、揚げものは手間がかかるから、僕の最近のお気に入りは「キャベツ多めの牡蠣入りお好み焼き」。小麦粉を一切使わず粉豆腐に置き換えるのが鎌田家風。具材はソーセージ、豚肉など、そのときあるものを入れる。ソース、マヨネーズ、青のりをかけて、熱々を頬張れば「うまぃ！」。この頃はお店で食べる味よりも、こっちのほうがお気に入りになってきた。

あと、冷凍食品で欠かせないのは「餃子《ギョーザ》」。僕

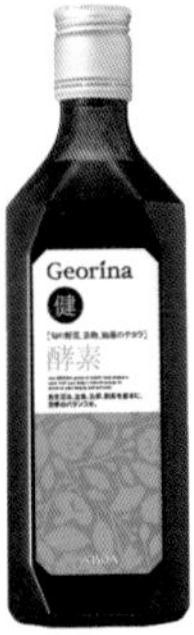

自社農園で無農薬で育てた旬の野菜を多種類使用し発酵させ、野草や海藻のエキスも加えてさらに栄養価をアップ。アンズエキスや梅果汁も入っているので飲みやすい。新種乳酸菌の「ラクトバチルス コウソイ」が含まれる。「ジオリナ　酵素」500ml ¥10,000（税別）／アルソア TEL 0120-301-742

がよく食べているのは宮城県の社会福祉法人「臥牛三敬会・虹の園」で作っている枝豆入りのものだけど、みなさんそれぞれお気に入りのお店の味を取り寄せして冷凍しておけば、食べたいときに食べたい数だけ楽しむことができる。

それから腸内環境を整えるために僕が飲んでいるのはアルソアの「ジオリナ 酵素」。国際機関に新種認証された〝ラクトバチルス コウソイ〟という乳酸菌が入っていて、腸内環境を整え免疫力を高めてくれます。

時間がないとき、料理をする気になれないときも、取り出せば食べられて体にいい〝健康応援団〟を冷蔵庫にそろえておくと、抵抗力がついて疲れにくくなり、翌日食べるものについても積極的に考えられるようになって、気力がわいてきます。

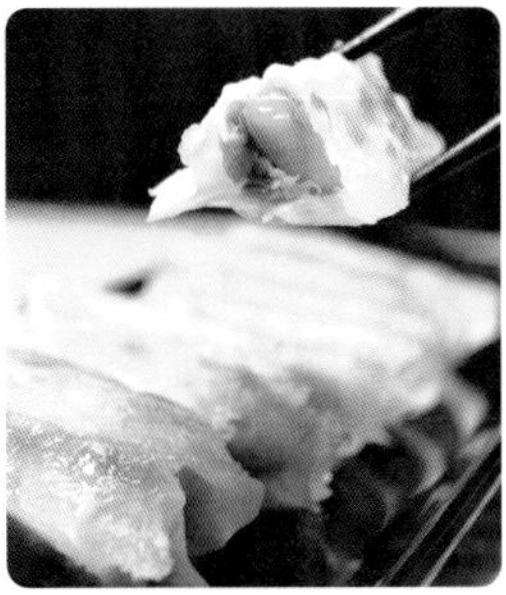

国産豚肉、国産野菜（白菜、ニラ、にんにく、しょうが）に、自社農園で栽培した地元特産の枝豆（秘伝豆）を加えている。作りたての生ぎょうざを瞬間凍結機で冷凍しているため、ジューシーな食感を味わえる。秘伝豆ぎょうざ（10個入）¥350（税込）・秘伝豆ぎょうざ（20個入）¥700（税込）／社会福祉法人臥牛三敬会 TEL 0224-63-1481

鎌田家の常備品

健康手抜きごはんの「おいしい味方」

毎日の食卓に欠かせない、えごま油。

僕が愛用しているのは虹の園の「角田の恵　えごま油」。どんなふうに使うのかというと、朝の野菜ジュースに小さじ1杯加えたり、ヨーグルトに混ぜたり。長野県では地元の農園産のベビーリーフが手軽に手に入るので、水洗いをした後にしらすをのせてえごま油で和える。仕上げに旭松食品の「なめらかおからパウダー」（58ページ）をスプーン1杯分くらいかけると、これがチーズみたいな食感と風味で、グンと味わいがアップする。スプーン1杯のこのおからパウダーには

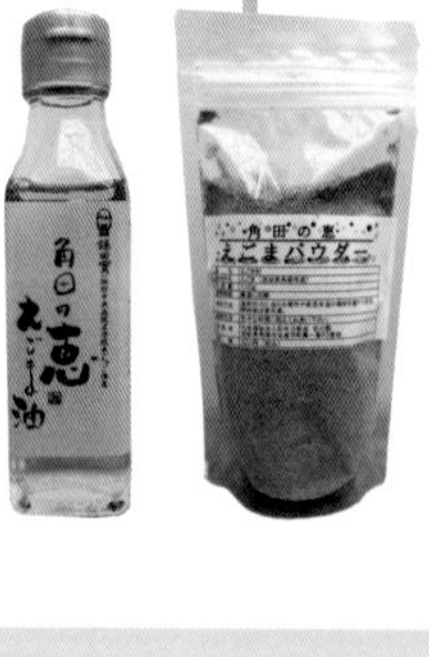

（左）宮城県角田市の畑で栽培したえごまを100%使用。えごまはオメガ3脂肪酸を豊富に含み、血液をサラサラにして脳血管疾患や心筋梗塞のリスクを減らす。加熱しないでそのままみそ汁やごはんのおかずにかけて摂るのがいい。「角田の恵　えごま油」（100 g）¥1300（税込）（右）粉状のえごまパウダーもあり、ごまの代わりにごま和えに使ったり、焼き菓子の材料に使用できる。「角田の恵　えごまパウダー」（100g）¥300（税込）／社会福祉法人臥牛三敬会　TEL 0224-63-1481

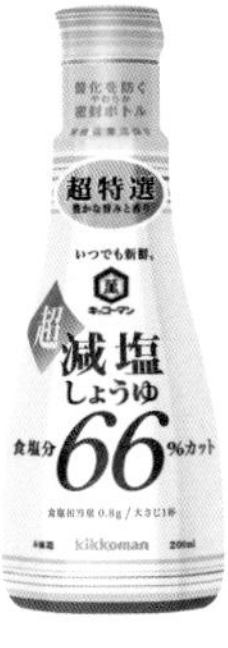

キッコーマン独自の発酵技術により、通常のこいくちしょうゆ（食塩分 17.5%）に比べて、食塩分を 66%カットした減塩しょうゆ。食塩相当量は大さじ１で 0.8 g。塩分は控えめだが、華やかな香りと豊かな旨みがあり、そのままかけたり、炒めものや煮ものに使ったり、幅広く使用できる。「いつでも新鮮　超減塩しょうゆ　食塩分 66%カット」希望小売価格￥303（200ml ボトル　右写真）と￥411（450ml ボトル）の２サイズあり／キッコーマンお客様相談センター　TEL 0120-120358

レタス２分の１個分の食物繊維が含まれているというのだから驚きだ。

しょうゆは塩分控えめにこだわって、キッコーマンの「超減塩しょうゆ　食塩分66％カット」を使っている。これは本当においしくて、使い出したら手放せなくなってしまった。納豆を食べるときも、パックに入っているたれは使わずに、からしとこのしょうゆで。そうそう、納豆にはわかめを少し加えることもある。繊維分がプラスできるし、味に変化がでて食べ飽きない。

わかめの話がでたから、ついでにほかの海藻についても話しておこう。おかずが少し物足りないときなどのために、もずくやアカモクのパックを冷蔵庫に入れておくといい。ふたを開けるだけでそのまま食べられ

鎌田家の常備品

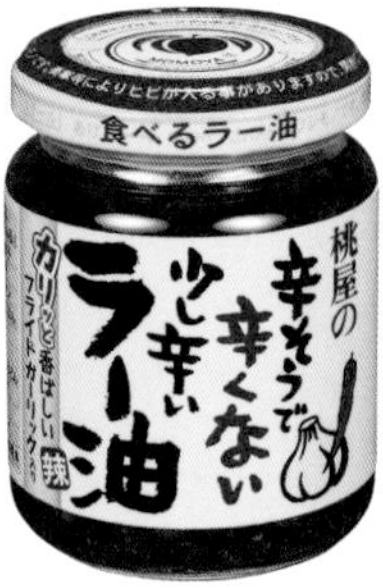

厳選したなたね油、ごま油と粗びき唐辛子をベースに自社工場で抽出したラー油に、フライドガーリックとフライドオニオンをたっぷり加えた。鮮やかな赤色のわりに辛さは控えめに仕上げ、ガーリックとオニオンのサクサクとした食感と香ばしさを引き立てている。「辛そうで辛くない少し辛いラー油」オンライン価格（110g）¥410／桃屋 TEL 0120-989-736

る。酢のもののクエン酸は疲労回復に効果的で、便通もよくしてくれる。満腹感があり腹持ちもいいので、メタボ・肥満の解消にも役に立つ。丼ものなど一品ものの日にも、もう一皿並ぶことで食卓がにぎやかになる。

食欲がわかないときに「これさえあれば」の飛び道具として圧倒的に大好きなのが桃屋の「辛そうで辛くない少し辛いラー油」。豆腐にも野菜にも魚にも、とにかく何につけても食事が進むけれど、一度試してもらいたいのがオイルサーディンとの組み合わせ。5切れくらいを皿にのせて、このラー油をかければ、立派なおかずになる。オイルサーディンのびん詰も常備しておきたい一品だ。ほかにも、たとえばさば缶との相性も抜群。ちぎったキャベツの上にさば缶をどんとのっけてレンジで

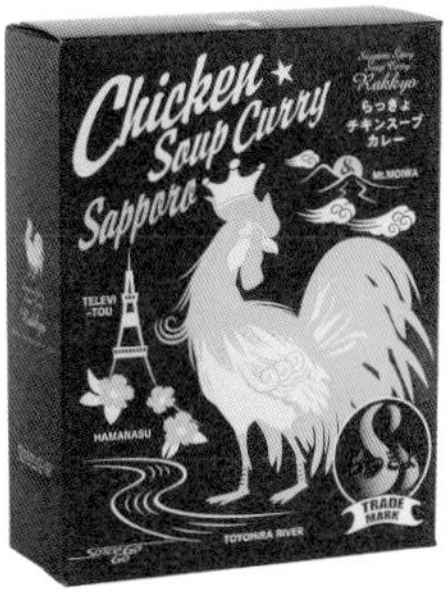

北海道発祥のスープカレーの名店「らっきょ」の人気メニューをレトルトで再現。粉末の原料や化学調味料を使用せず、生の野菜、スパイスなど本物の材料を使用。具材は鶏もも肉、ゆで卵、野菜とボリュームたっぷり。スパイスの風味が引き立つように、具材の入ったスープと辛みのベースを個別にパック。辛さを好みで調節できる。1人分 560 gとたっぷりの量なので、野菜のトッピングを足して、2人でシェアしてもいい。
「らっきょ　チキンスープカレー」(560g) ¥800（税別）／スープカレーらっきょ本店 TEL 011-642-6903

温める。そのままでもじゅうぶんうまいけれど、途中で飽きてきたら、このラー油をかけると「二度おいしい！」となって、食事がもっと楽しくなる。

最後にもう一つ、僕が大好きで、ときどき取り寄せているカレーも紹介しておこう。コロナ禍の中で、以前に比べて外食の機会が減った。その分、ちょっと贅沢《ぜいたく》をしてお気に入りの店からの取り寄せを楽しんでいる。僕が大好きなのは、北海道札幌市の「らっきょ」のチキンスープカレー。８００円少々でチキン、野菜、卵も入っていてボリュームがある。これに、好きな野菜を電子レンジで「チン」して追加すれば２人分にかさましができる（カップ麺のときも同様に野菜をプラスするといい）。外食気分が味わえて野菜もしっかり摂れるごはんとして、僕の家では欠かせない。

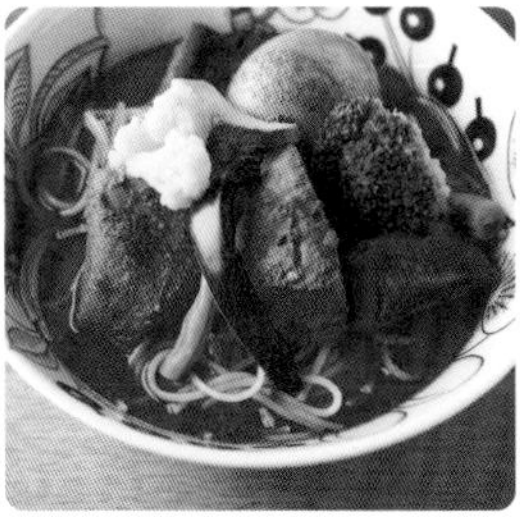

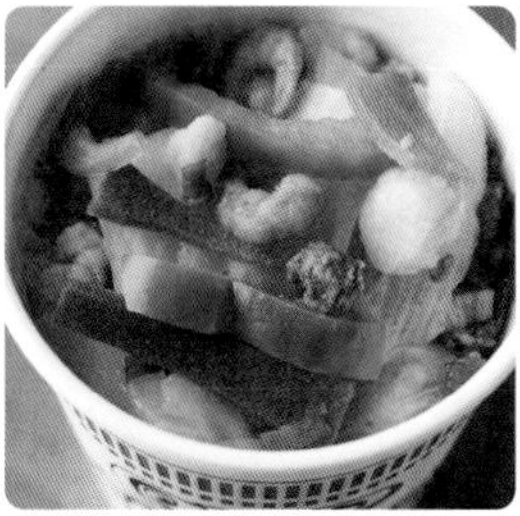

●カップ麺に野菜をプラスする一例（写真右）ふたをあけて、冷凍野菜 30 ~ 40g をのせて、パッケージの指示通りお湯を注いでふたをする。●スープカレーに野菜をプラスする一例（写真左）①深さのある耐熱性の皿に、水 100cc、冷凍野菜 200 g、半分に折ったサラダスパゲッティ 50 gを入れて電子レンジ（600W）で5分加熱。②温めたスープカレーを器に注ぎ、①の水気を切って盛りつける。

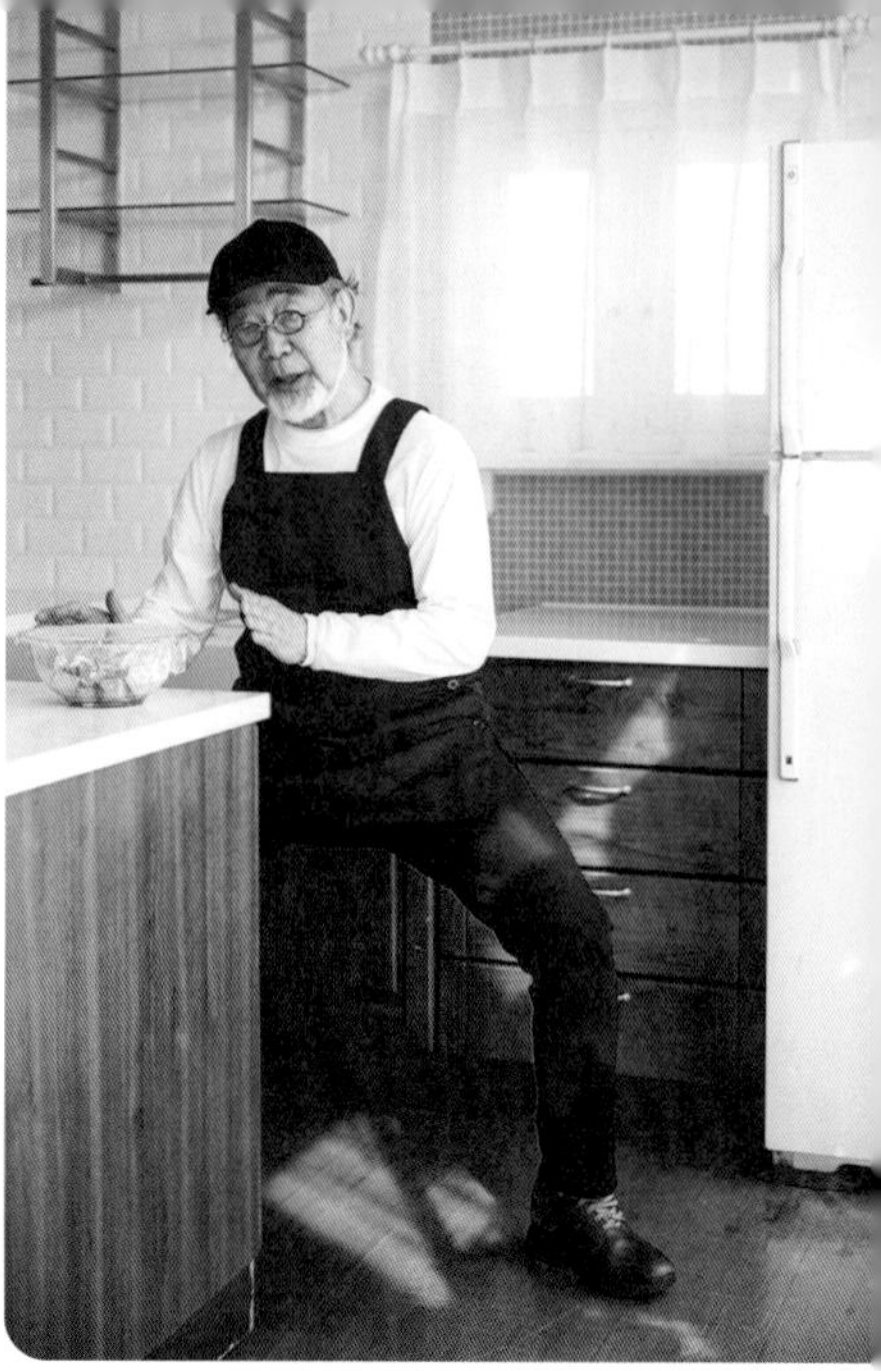

「健康手抜きごはん」と「運動」が
健康長寿の2つの柱

僕がフレイル予防に毎日続けている運動

「フレイル（虚弱）」という言葉、今ではテレビや雑誌などでもよく取り上げられるようになったからご存じの人も多いだろう。東京都健康長寿医療センターの２０２０年の調査結果によると、日本の65歳以上の高齢者のフレイルの割合は８・７％、プレフレイル（フレイルの前段階）は40・８％となっている。*

プレフレイルかどうかは自分ですぐに判断できるから、ぜひやってみてほしい。風呂場の椅子から立ち上がるときに何かにつかまらないと立ち上がれないなら「黄信号」だ。いわゆる老化現象の一つ

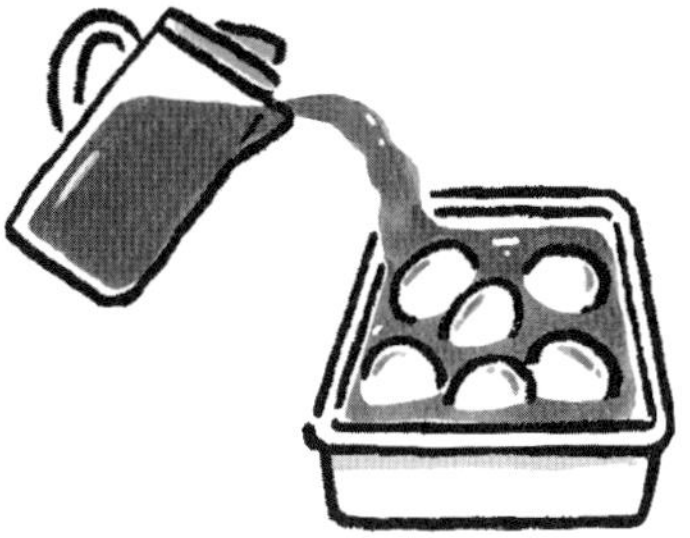

運動後30分以内にたんぱく質を補給

運動後30分以内の“ゴールデンタイム”にたんぱく質を摂ると効率よく筋肉を増強できる。僕の家では、味付け卵を冷蔵庫に常備している。ほうろうの容器にゆで卵を入れて、ポットで入れて少しさましたウーロン茶を入れるだけ。色が濃い茶色になるので、味がしっかりついているように見えるけれど、実は塩分ゼロ。これを運動後に1個食べるのが習慣になっている。

ではあるが、大切なのは、適切な運動によって何歳になっても予防や回復が見込めるということだ。あきらめるには、まだ早い。

　僕自身も、もちろんフレイル予防のための運動を毎日行っている。最初は大変だと思うかもしれないが、無理のない程度でかまわないので続けてみてほしい。少し続けてみて、昨日よりも疲れにくくなったり、歩くスピードが少し速くなったり、小さな変化に気づけばしめたもの。うれしくなって、気持ちも前向きになり、自然と習慣化できれば理想的だ。

　１１４ページから、僕が毎日行っている簡単な運動を紹介する。どれも室内でできて、スペースもとらない。飛び跳ねたりするわけではないので、騒音を心配する必要もない。

　どれかひとつでもいいので、トライしてみよう（体力や脚力に自信がない人は１１７ページの「鎌田式かかと落とし」から始めるのがおすすめだ）。

＊日本生活習慣病予防協会ＨＰより

1　ワイドスクワット

全身の中で大きな筋肉のある太ももを鍛えることによって、「マイオカイン」という筋肉作動物質の一種が分泌されます。ここで紹介するのは、スクワットに慣れている僕が日々行っているワイドスクワット。初心者は無理をせず、足を肩幅に開いて行ったり、キッチンの流しやテーブルなどに手を置いてトライしてください。

※スクワットは、イスに座って立ち上がるだけでも効果があります（詳しくは『70 歳、医師の僕がたどり着いた　鎌田式「スクワット」と「かかと落とし」』（集英社）を参照してください）。

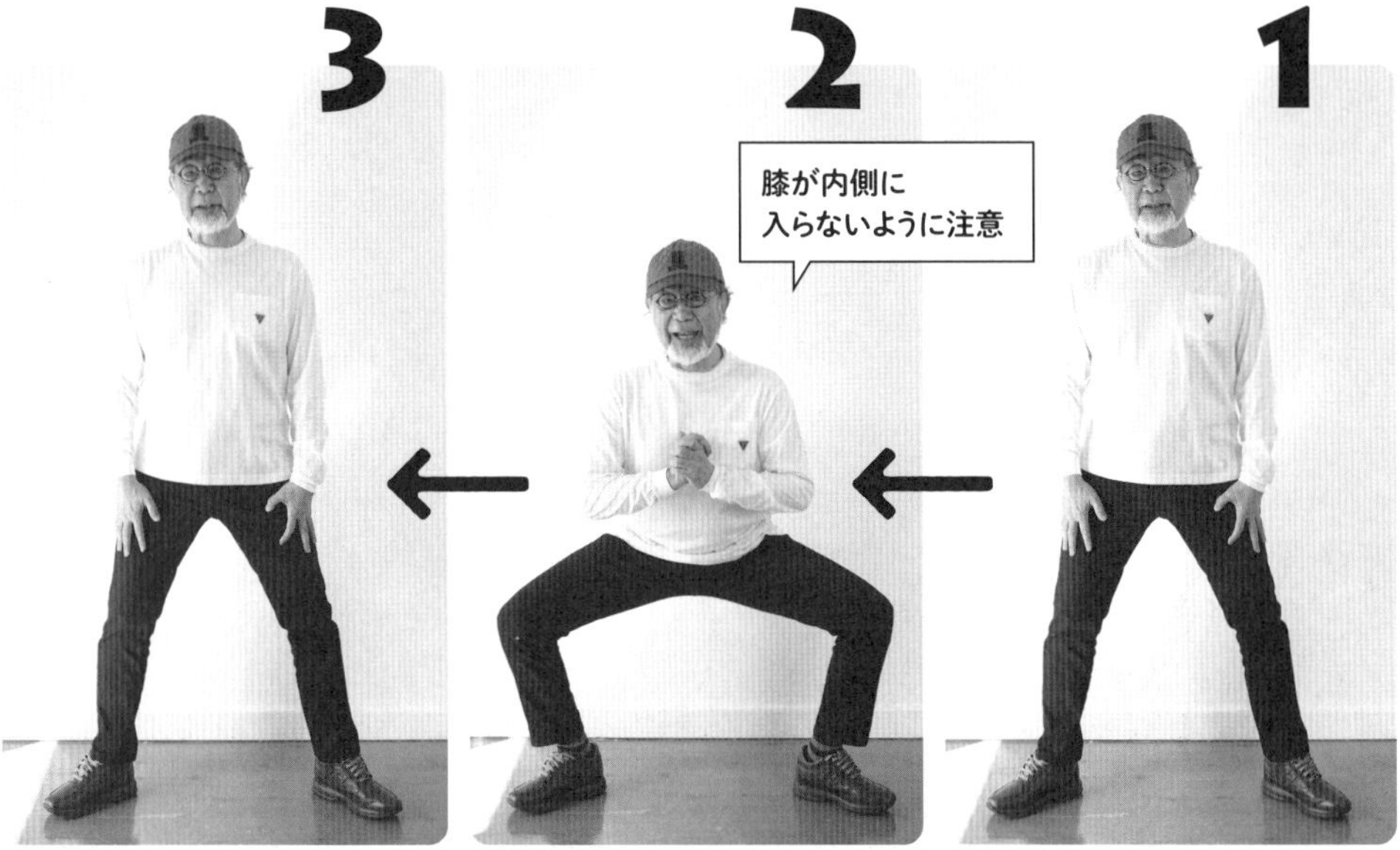

1 両足を肩幅よりそれぞれ10センチ程度外に広げてまっすぐに立ちます。

2 両手は胸の前で組みます。足を外側に開いたまま、ゆっくりとお尻をおろします。

3 太ももが床と平行になったら、ゆっくりと元の姿勢に戻ります。これを 10 回続けます。

ワイドスクワットの動画はこちらから

この筋肉に刺激を与えます

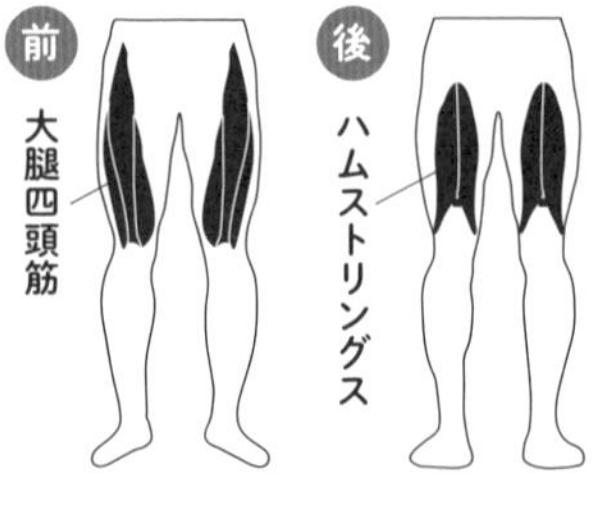

2　ランジ

自分の体重を負荷として利用する運動。股関節や膝関節が鍛えられるほか、大臀筋、大腿四頭筋、ハムストリングスに刺激を与えることができます。

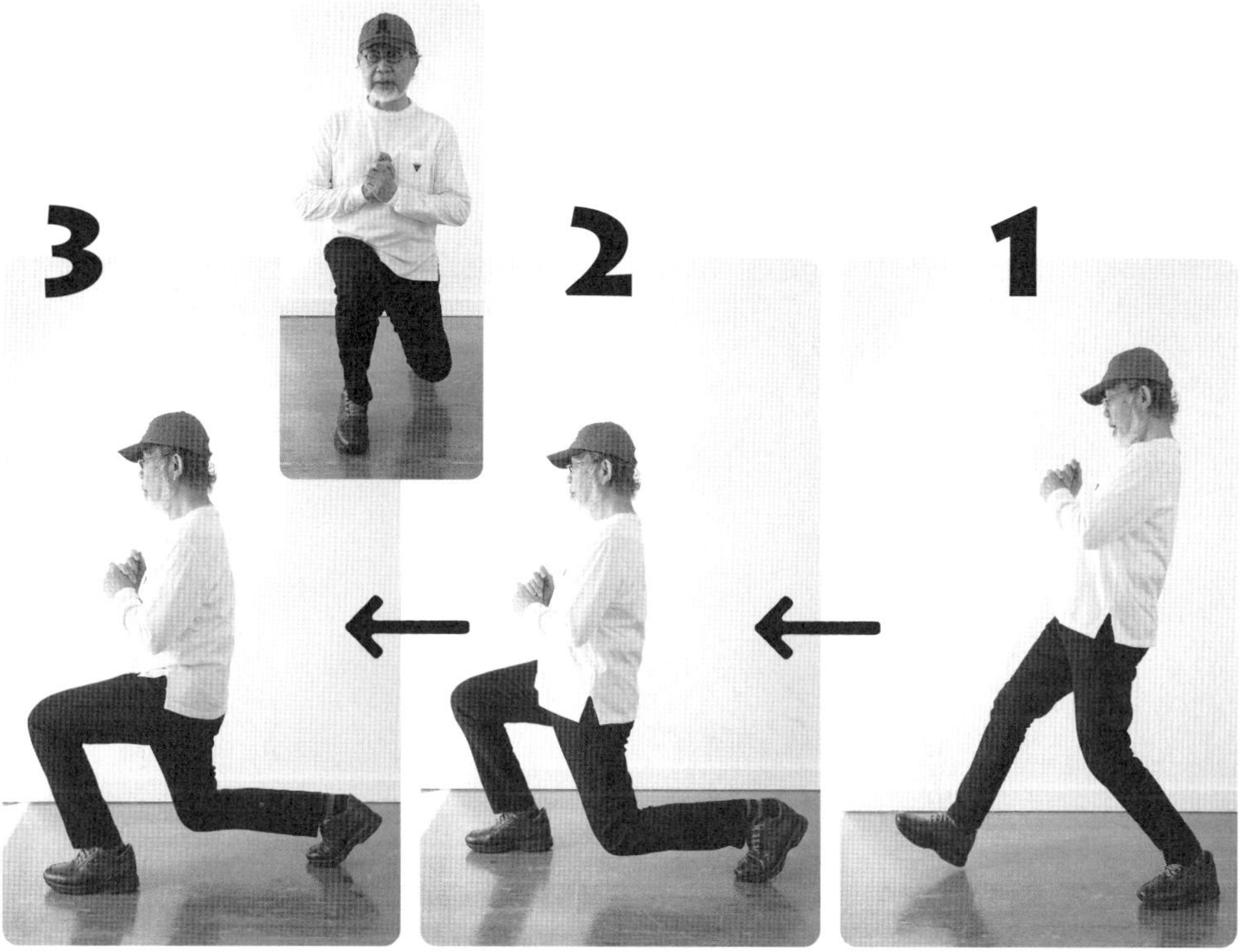

1

両手を胸の前で組み、足を肩幅に広げてまっすぐ立った状態から右足を前に大きく一歩踏み出します。

2

お尻を、太ももが床と平行になるまでおろします。背中はまっすぐ伸ばしたまま、腹筋に力が入るイメージで。

3

前に出した右足を元に戻したら、次は左足を同様に。左右 10 回ずつ、合計 20 回続けます。

ランジの
動画はこちらから

この筋肉に
刺激を与えます

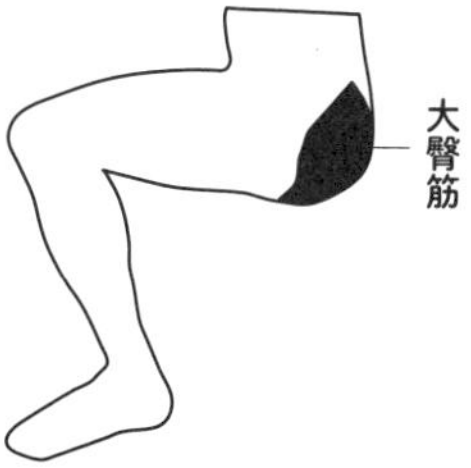

※右ページの大腿四頭筋、
ハムストリングスにも刺激を与えます。

3 ドローイング

これは、フレイル対策だけでなくメタボにも効果的。美脚と美尻もつくってくれます。シンプルな動きですが、意外ときつくて、いい運動になります。

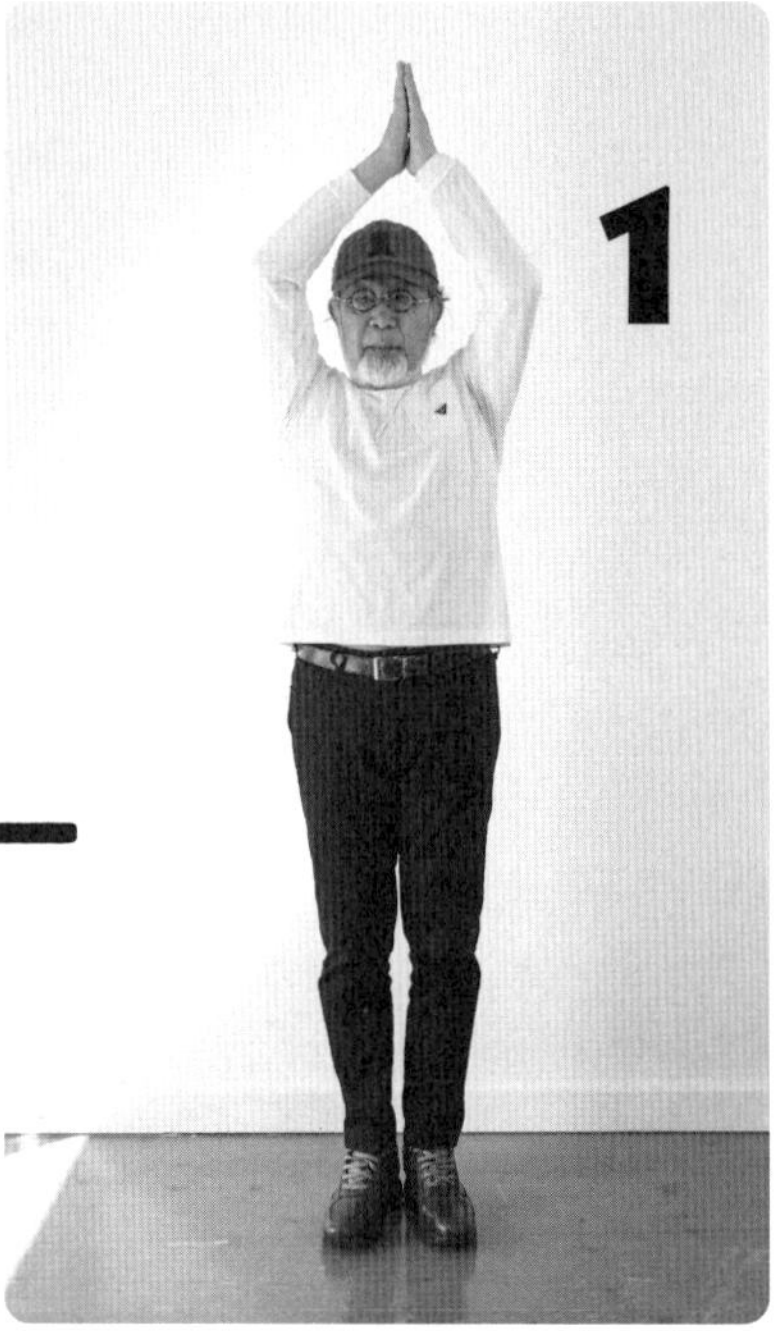

歩き出す前に、まずお腹を引っ込めます。息を吸いながらお腹を引っ込めて、引っ込めた状態を保って息をはきます。両手を持ち上げ、後ろに引くようにして頭の後ろで合わせます。

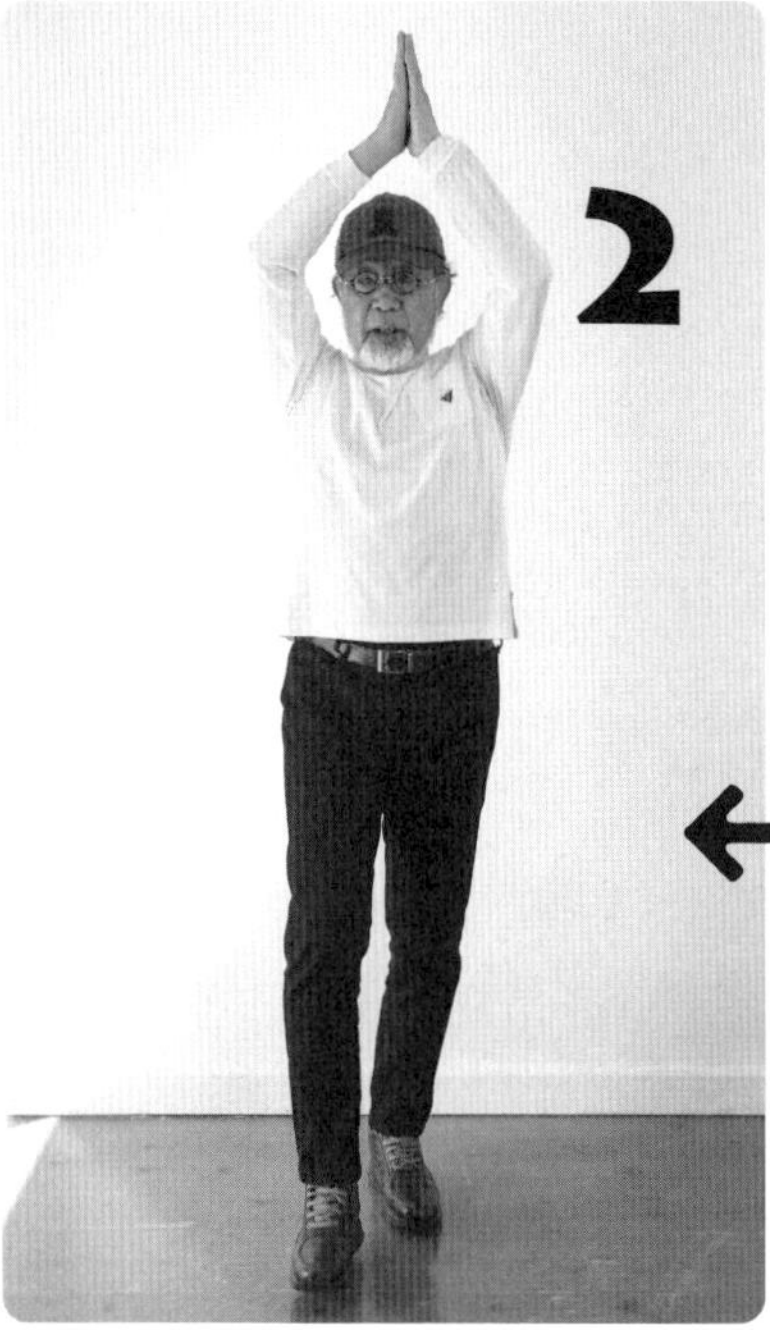

両手の位置はそのままで、側腹筋群を持ち上げているつもりで、前に歩きます。室内であれば、数歩ずつ往復して歩きます。中年以降になると背中が丸くなる人が増えるので、モデルになったつもりでドローイング歩きをしましょう。

ドローイングの
動画はこちらから

この筋肉に
刺激を与えます

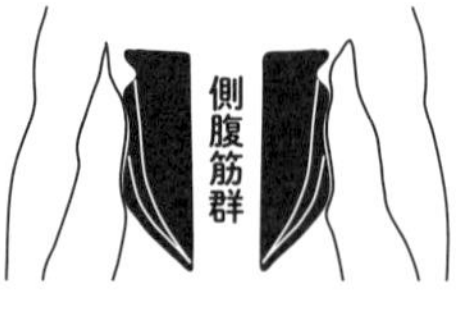

プラス 1　キッチンで料理の合間に「鎌田式かかと落とし」を

鎌田式かかと落としは、簡単な運動なのに効果抜群。かかとをストン!と落とすときに骨芽細胞に刺激が加わりオステオカルシンという骨ホルモンが分泌されて骨を強化してくれます。骨粗鬆症、糖尿病や高血圧、動脈硬化や認知症の予防にもなります。お湯を沸かしている間やレンジ調理をしている間の習慣にしてしまうのがおすすめです。

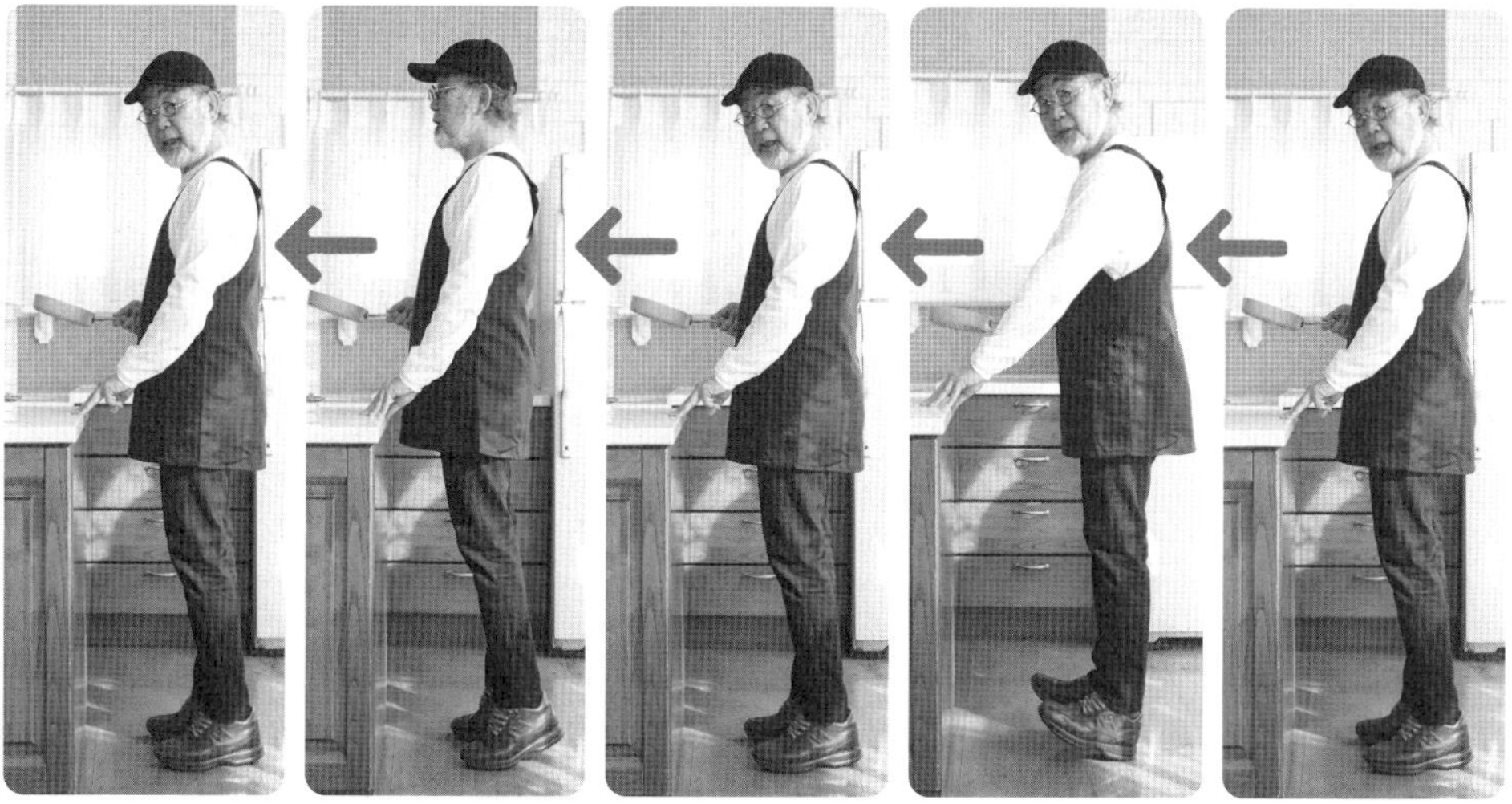

1 キッチンの調理台に軽く手を置いて、背筋を伸ばして立ちます。

2 かかとをつけたまま、つま先を上げて3秒キープ。

3 つま先をおろして、すぐにかかとを上げます。

4 かかとを上げたまま背すじをのばして、3秒キープ。

5 最後にかかとを「ストン!」と床に落とします。これを10回繰り返します。

鎌田式かかと落としの動画はこちらから

この筋肉に刺激を与えます

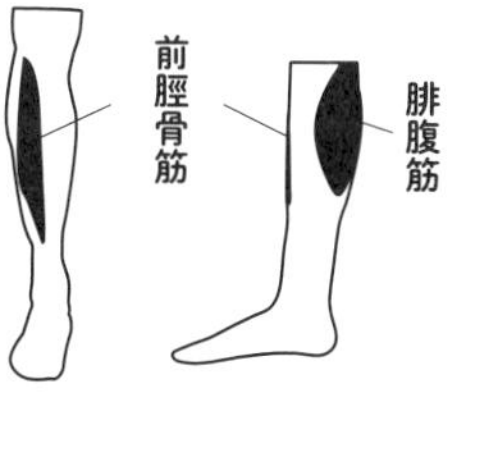

※ 114～117ページの運動の説明は各ページの文章を参考にしてください。動画は、体の動きを参考にしてください。

「がんばらない健康長寿実践塾」アンケートからみるシニアのリアル食ライフ

佐賀県で株式会社ミズ・溝上薬局とタッグを組んで開催している「がんばらない健康長寿実践塾」。がんばらない運動教室や、がんばらない料理教室などを通じて、1000人を超える塾生たちの意識・行動を変える試みを行っている。実際の効果を測るために西九州大学リハビリテーション学部の大田尾浩教授が中心となって、塾生たちの筋肉量の変化や運動能力、認知能力を定期的に測定してくれている。この数値をみると、始めた当初から比べて、体も心も確実に健やかになっているのがわかる。

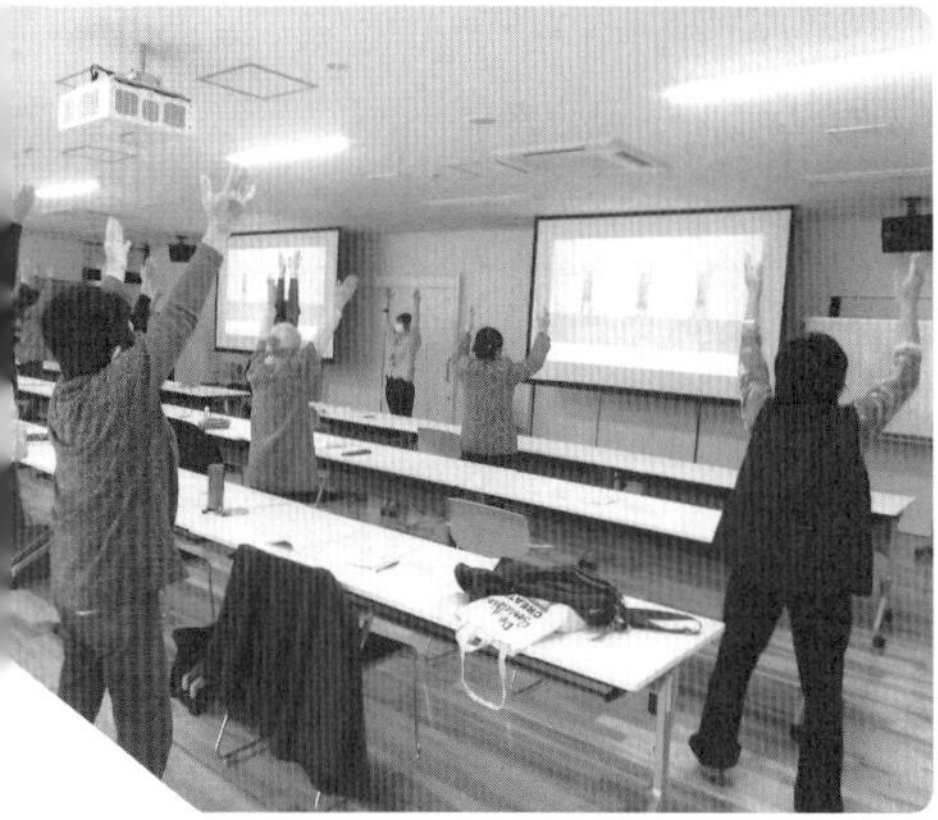

「がんばらない健康長寿実践塾」の栄養学講座の様子。簡単な体操の指導も行われる

2018年8月の測定では全体の3%がフレイルだ

開始から半年間に見られた傾向

調査期間
2018.8〜2019.2

フレイル・抑うつ　改善の兆し

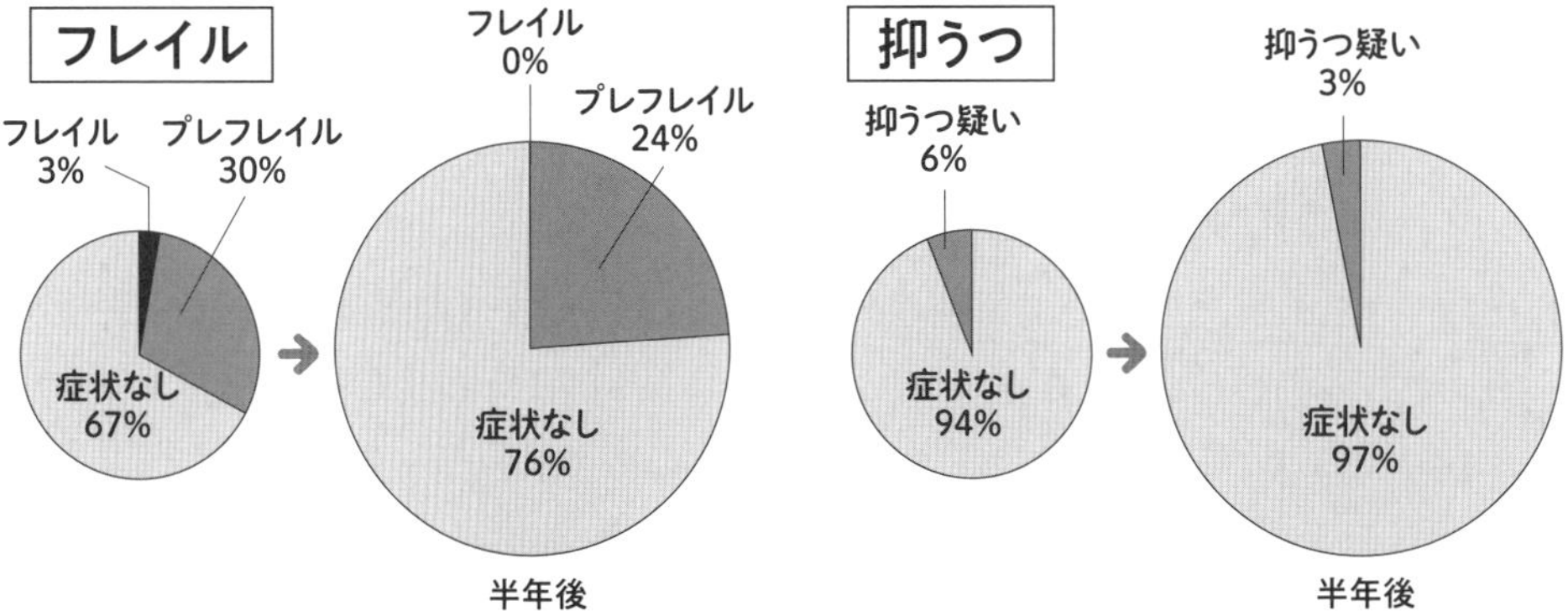

ったが、半年後の２０１９年２月にはこれが０になった。また、プレフレイルの人も30％から24％に減少した。「抑うつ」の疑いのある人の数も一回目の６％から二回目では３％に下がった。目標を持ったこと、運動を始めたこと自体が「うつ傾向」を減らしたという面もあるが、食事内容の改善が大きく作用していると考えられる。「たんぱく質をいっぱい摂る」、そして「野菜を一日に３５０グラム摂る」という食生活が確実に良い結果につながっている。これは、たんぱく質を積極的に摂ることによってトリプトファンの摂取量が増えて、幸せホルモンであるセロトニンを増やしているのだと推測できる。

今回、塾生たちのリアルな食生活を知りたくて、食生活の変化や毎日の食事の内容などについてのアンケートをお願いしたところ、３１９人から回答があった。

「がんばらない健康長寿実践塾」
塾生に聞いた

リアル食ライフ　アンケート

回答者　319名　（男性 18.8%　女性 81.2%）

あなたは今、ひとり暮らしですか？
家族と同居していますか？

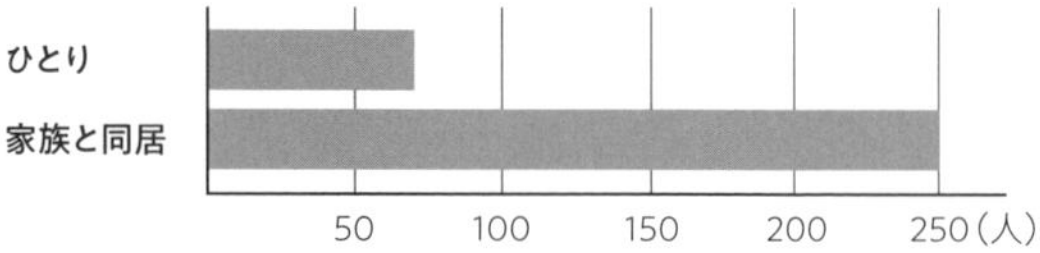

料理を作るのは主に誰ですか？

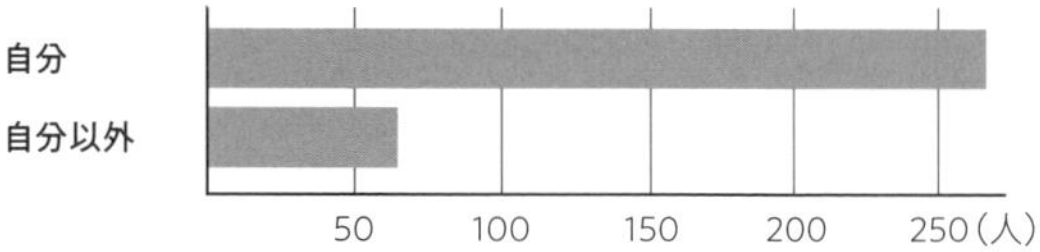

できあいの惣菜や冷凍食品を利用しますか？

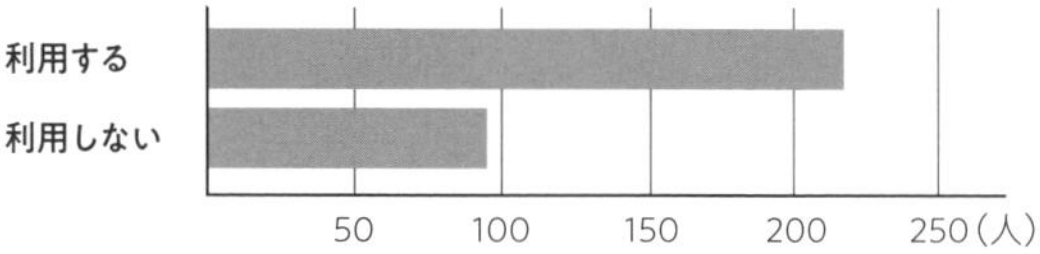

お気に入りの惣菜・冷凍食品を教えてください
（回答数が多かったものを抜粋）

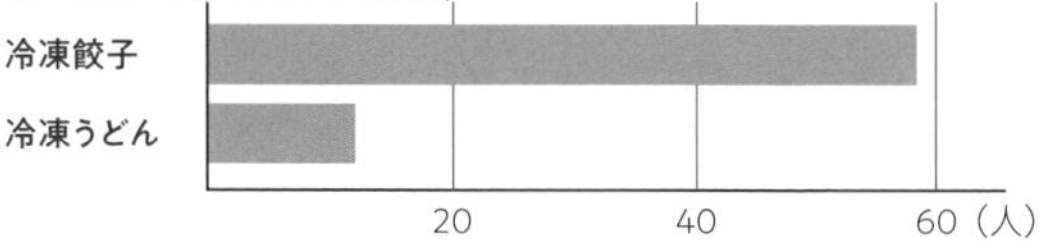

以前と比べて、食事の量や内容、好みは変化しましたか？

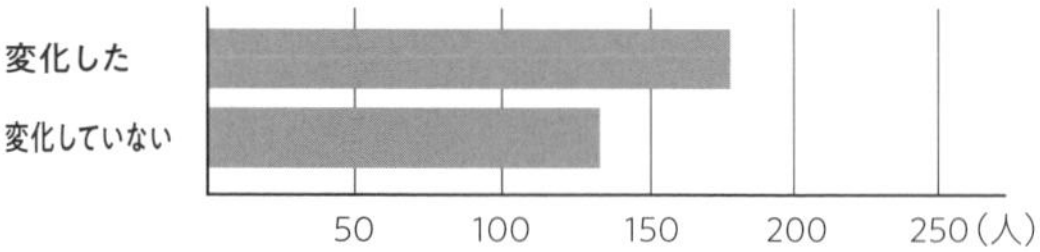

変化した方に伺います。
どんな風に変わったかなるべく具体的に教えてください
（回答数が多かったものを抜粋）

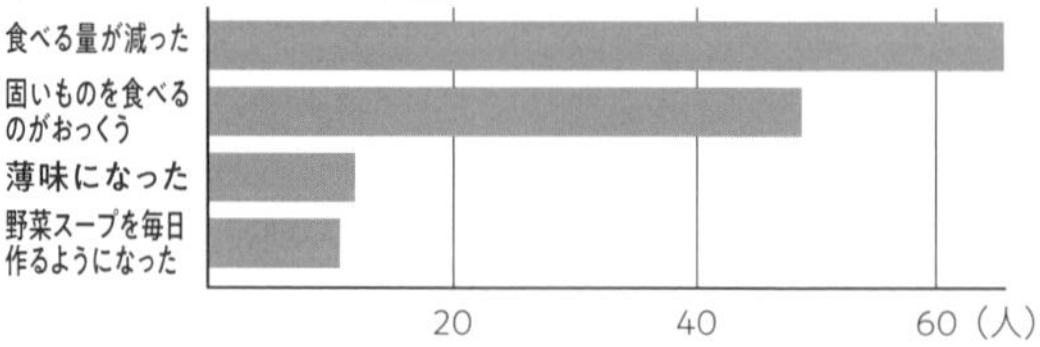

質問の一つに「できあいのお惣菜や冷凍食品を利用しますか？」というのがあるが、「利用する」のは約七割、残りの三割は「利用しない」と答えている。高齢者の中には手料理信仰のようなものが根強くて、市販のものを利用するのは悪だと考えている人もまだまだ多い。無理にというわけではないが、もしも毎日の料理が少しおっくうになっているなら、冷凍食品などを上手に活用していけばいいと思う。僕の家の冷凍庫は、いろんな冷凍食品がいつもぎゅうぎゅうに詰まっている。ちなみに、利用して

いる人たちにダントツで人気が高いのは餃子。僕も同感だ。二番に挙がっている冷凍うどんも、あると安心な一品。

「以前と比べて、食事の量や内容、好みは変化しましたか？」という質問には半分を超える人が「変化した」と答えている。具体的には「食べる量が減った」がいちばん多く、次が「固いものを食べるのがおっくう」となっている。このような変化には、「以前はこうだった」という固定観念にとらわれずに、今の自分（や同居家族）の好みに忠実に、柔軟に対応していきたい。食生活は年齢や状況とともに変わって当たり前だと考えておくべきだ。

今回のアンケート回答を読んで大変心強く思ったのは、「がんばらない健康長寿実践塾」の塾生さんたちがしっかりと毎日の食事に向き合っているということだ。僕が口酸っぱく言い続けている「たん活」にせっせと励み、野菜たっぷりの食事の実践に努めている様子がうかがえる。おすすめの簡単料理として、たくさんの方が「野菜たっぷり具だくさんの汁もの」を挙げている。スープやみそ汁に好きな野菜や肉・魚などの具材をたっぷり入れて、さらに「こまめにたんぱく」（59ページ）や粉豆腐をふりかけて、たんぱく質をプラス。非常に素晴らしいくふうだと思う。

ほかにも「簡単料理」の素敵なアイデアがいくつもあった。その中から3つご紹介しておく。

簡単料理アイデア

野菜のトマトしゃぶしゃぶ

庄司紀美子さん（72歳）

- だしの素と水400ccを鍋に入れる。
- トマトは八つ切りにして鍋の真ん中に。
- 火にかけて、沸騰したら好きな野菜と豚肉を「しゃぶしゃぶ」して、つけだれにつけて食べる。
- つけだれは、溶き卵と甘口しょうゆ。

鶏ささみのマヨチーズ焼き

岡田慶子さん（74歳）

- ささみは軽くゆでて皿に並べ、しょうゆ数滴をかけて、ゆずこしょうを薄く塗る。
- その上に溶けるチーズをのせて、マヨネーズをかける。
- 500Wの電子レンジで1分加熱、その後オーブントースターで5分ほど焼き、焦げ目をつけたらできあがり。

シシトウのさばのみそ煮缶煮

堤哲秀さん（80歳）

- 鍋にごま油を少々入れて、シシトウを炒める。
- みそ味のさば缶を汁ごと入れて、シシトウとからめながら煮る。
- シシトウをピーマンに変えてもOK。

おわりに
明日を楽しく過ごすために

人生の充足は、好きなことが自由にできるかどうかにかかっている。いくつになっても、ときにはレストランに出かけて特別な料理を楽しんだり、天気のいい日には街歩きをしたり、たまには温泉に出かけたりしたい。そのために必要なのは筋肉をしっかりつけた体、そして時間のゆとりだ。そういう発想から、この本は生まれた。

筋肉がしっかりついた体をつくるための料理、それは「簡単・手抜き」でじゅうぶんに実現できる。本書で紹介している料理はどれも、初めて料理をするという高齢男性にも簡単にできるものばかりで、しかもとってもおいしい。

そして、今回、僕がどうしてもこの「簡単・手抜き」料理を試してもらいたいと願っているのが、これまでの人生でずっと料理をしてきた女性たちだ。子育て期を含め、大変長い間の主婦生活で料理はみなさんすっかり、お手のもの。キッチンに立つと、勝手に体が動いて料理をしてしまうという方もきっと多いことだろう。だけど、もう、これからはそんなにがんばらなくていい。いつまでも昔と同じようにしようと考えることはない。これから先、料理は「簡単・手抜き」で問題なし。それによって生じる時間のゆとりで、もっと自由に、おおいに人生を楽しんでもらいたい。

ただし、簡単なレシピで、手抜きを推奨しているからといって「料理」を適当にこなすだけの単なる義務的な単純作業だと考えているわけではない。料理をしたことがある人ならご存じだろうが、献立を決めて、買い物をして、料理をするという一連の活動はある意味、とてもクリエイティブなもので、「今日は何を食べようかな？」と考えることは心弾む楽しい作業でもある。そういう楽しみを日常に持つことは、うつや認知症の予防にもなる。買い物に出かけてスーパーやコンビニに並ぶ食品から季節を感じたりするのも、うれしいものだ。

献立や料理の段取りを考えることは、ワーキングメモリーという作動記憶を強化する。これは、認知症の発症に関わるとても大事な脳の機能だ。蛇口の栓をひねって、鍋に水を張り、蛇口の栓を閉める。さらにその鍋をコンロの上に置いて火をつけて煮立て、野菜を刻んで鍋に入れる……。これらの作業をすべて、僕たちはワーキングメモリーを上手に働かせながら行っている。つまり手順を考えたり、手先を使ったりして料理することは、認知症予防におおいに効果的な作業と言える。それは、本書で紹介しているような「簡単・手抜き」料理であっても変わらない。

「簡単・手抜き」料理は、これまで料理をしてこなかった人たちにとっては、料理への入り口。ベテランの主婦にとってはゴールになる。初めてやってみて料理の面白さを発見したという人は、どんどんハマっていけばいい。友達を招いてご馳走する会を開いたり、家族をびっくりさせたりするなんていうのも楽しいものだ。

この本で紹介した全メニューに挑戦してみても面白いと思う。料理に慣れない人も、そのうちコツがつかめてきて自分流の簡単・手抜きアレンジができるようになるはず。

我が家も、ふだんのごはんは「簡単・手抜き」派。料理には時間をかけず、その分の時間を冬はスキー、それ以外の季節は山歩きに費やす。本もたくさん読むし、動画配信サービスで毎晩のように映画を観たりもして、人生を楽しんでいる。

鎌田 實　Minoru Kamata

1948年、東京都に生まれる。1974年、東京医科歯科大学医学部卒業。1988年、諏訪中央病院院長に就任。地域と一体になった医療や、食生活の改善・健康への意識改革を普及させる活動に携わる。2005年より同病院名誉院長。チェルノブイリ原発事故後の1991年より、ベラルーシの放射能汚染地帯へ医師団を派遣し、医薬品を支援。2004年からイラクの4つの小児病院へ医療支援を実施、難民キャンプに5つのプライマリ・ヘルス・ケア診療所をつくった。国内の活動としては、東北をはじめとする全国の被災地に足を運び、講演会、支援活動を行っている。近年は、健康づくり、介護をテーマとした講演会が増えている。近著に『70歳、医師の僕がたどり着いた　鎌田式「スクワット」と「かかと落とし」』（集英社）、『図解　鎌田實医師が実践している 認知症にならない 29 の習慣』（朝日出版社）など。

オフィシャルウェブサイト http://www.kamataminoru.com

好評既刊

いつでもどこでもできるシンプルな体操 2 つで
体も心も元気になる

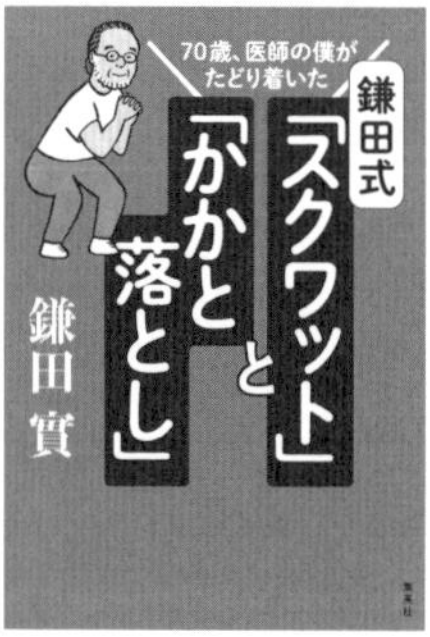

『70歳、医師の僕がたどり着いた
鎌田式
「スクワット」と「かかと落とし」』

鎌田 實

集英社

レシピ考案・料理製作／金子文恵
（20～39、42～53、62～63、66～67、70～71、74～75、78～79、82～91ページ）
料理アシスタント（金子さん）／さくらいしょうこ

レシピ考案・栄養価計算／鶴島綾子
（42・44・46イラスト料理、60～61、64～65、68～69、72～73、76～77、96～103ページ）
料理製作（鶴島さんのレシピ）／蔵方純子

撮影／邑口京一郎
スタイリスト／肱岡香子
イラスト／なかざわとも
イラスト（114～117ページ）／玉井いずみ
編集協力／白鳥美子
装丁／篠田直樹（bright light）

※本書で紹介している商品の情報は、2021年4月現在のものです。
また、取り寄せの商品については、別途送料がかかることをご了承ください。

医《い》師《し》が考《かんが》える　楽《たの》しく人生《じんせい》を送《おく》るための簡単料理《かんたんりょうり》
鎌《かま》田《た》式《しき》　健康《けんこう》手《て》抜《ぬ》きごはん

2021年 5 月30日　第1刷発行
2021年12月 6 日　第7刷発行

著　者　鎌《かま》田《た》 實《みのる》

発行者　樋口尚也
発行所　株式会社　集英社
〒101-8050 東京都千代田区一ツ橋 2-5-10
電話　編集部　03-3230-6137
読者係　03-3230-6080
販売部　03-3230-6393（書店専用）

印刷所　大日本印刷株式会社
製本所　ナショナル製本協同組合

©Minoru Kamata 2021

Printed in Japan ISBN978-4-08-781699-0　C0095

定価はカバーに表示してあります。本書の一部あるいは全部を無断で複写・複製することは、法律で認められた場合を除き、著作権の侵害となります。また、業者など、読者本人以外による本書のデジタル化は、いかなる場合でも一切認められませんのでご注意ください。

造本には十分注意しておりますが、乱丁・落丁（本のページ順序の間違いや抜け落ち）の場合はお取り替えいたします。購入された書店名を明記して小社読者係宛にお送りください。送料は小社負担でお取り替えいたします。但し、古書店で購入したものについてはお取り替えできません。